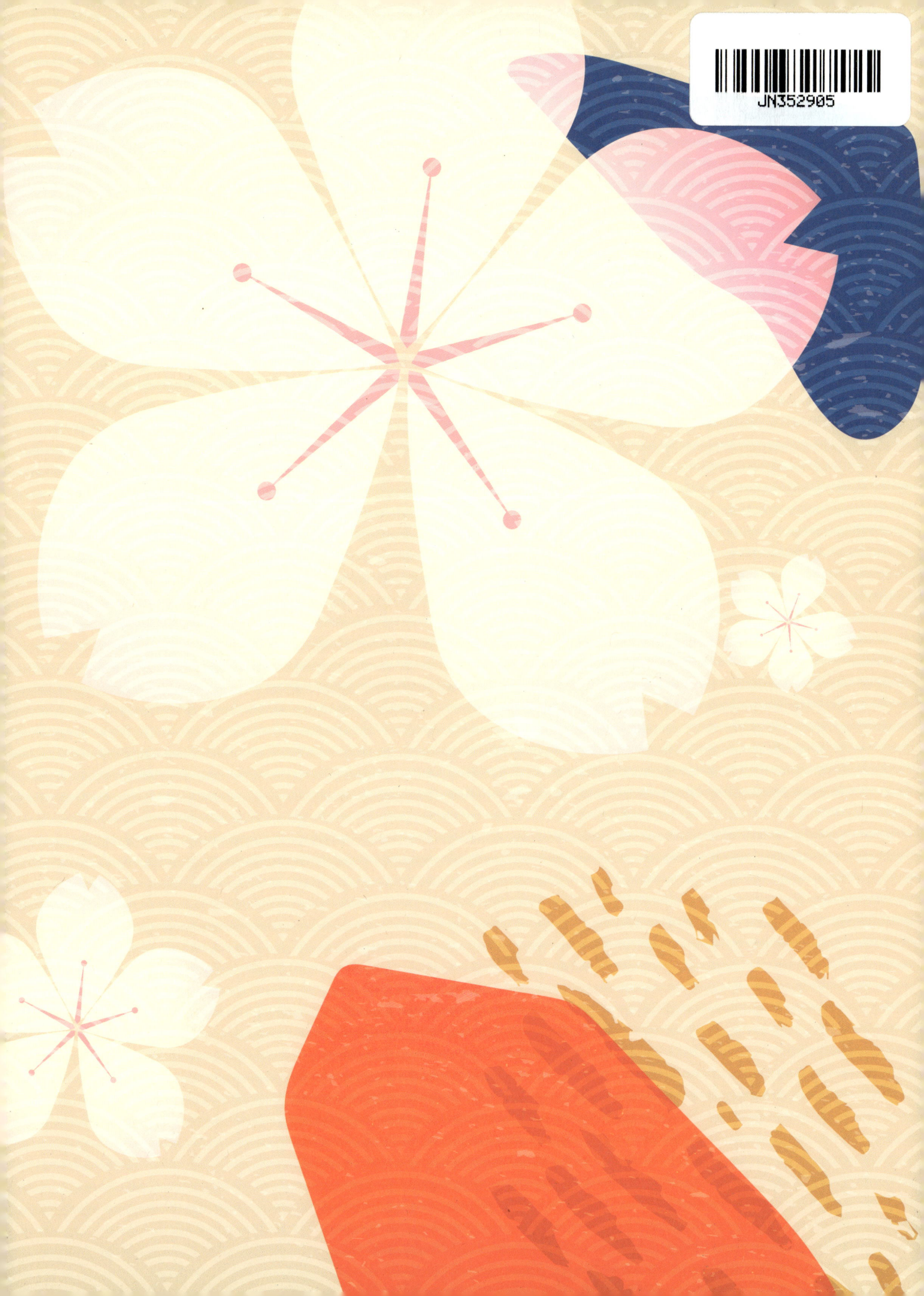

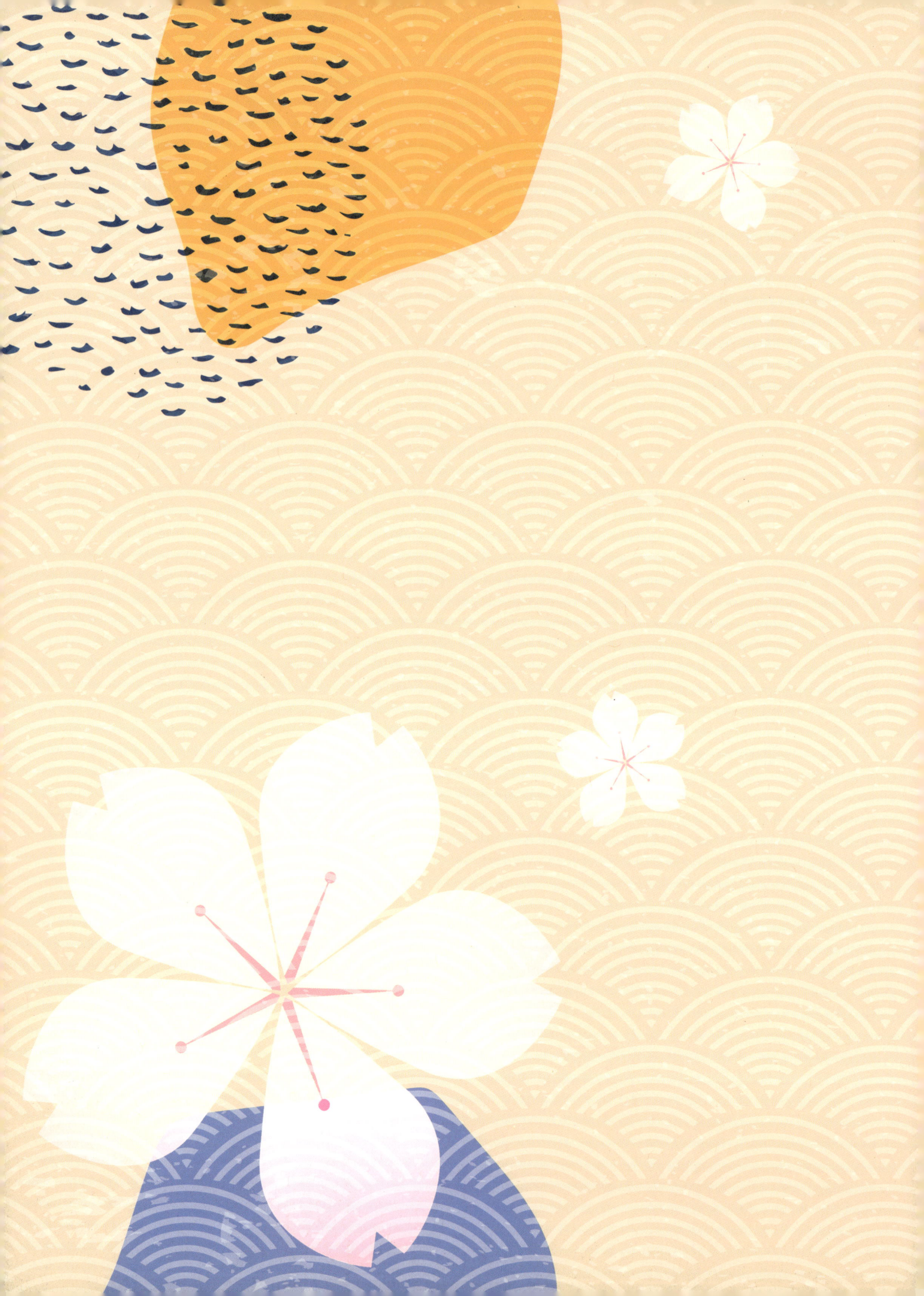

어르신을 위한 치매 예방법

화투놀이 색칠하기

한국 시니어정신건강연구소
길소연 · 김희애 · 송혜경 · 이혜영

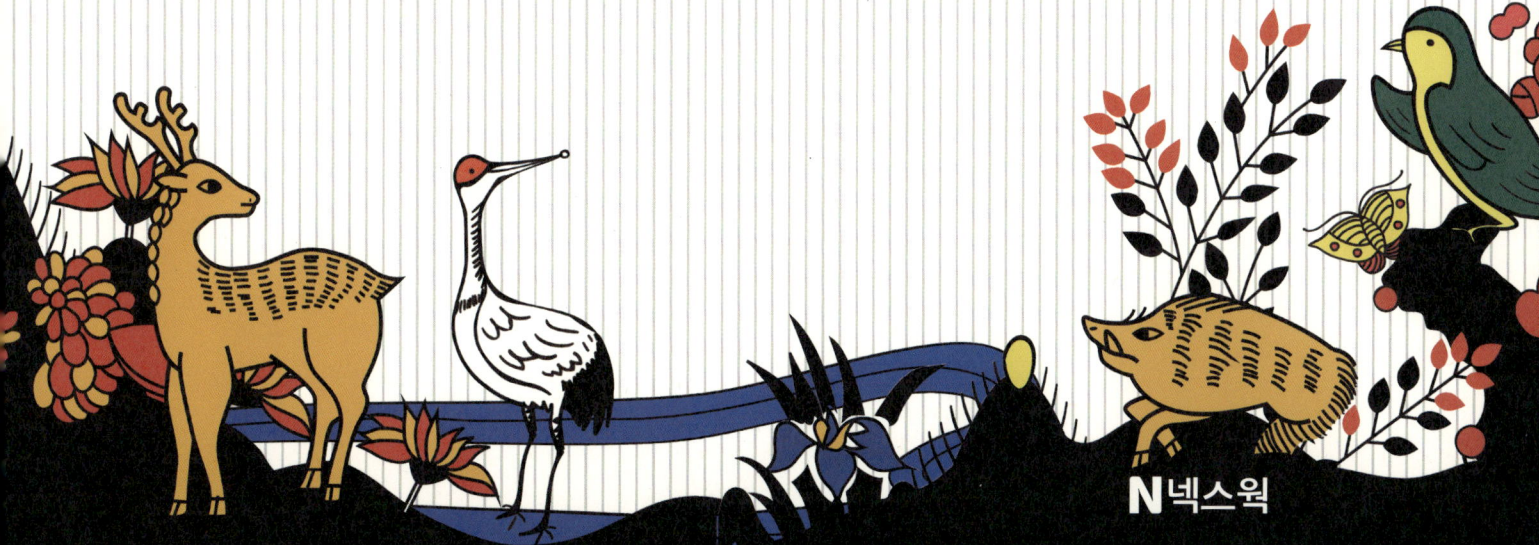

N 넥스웍

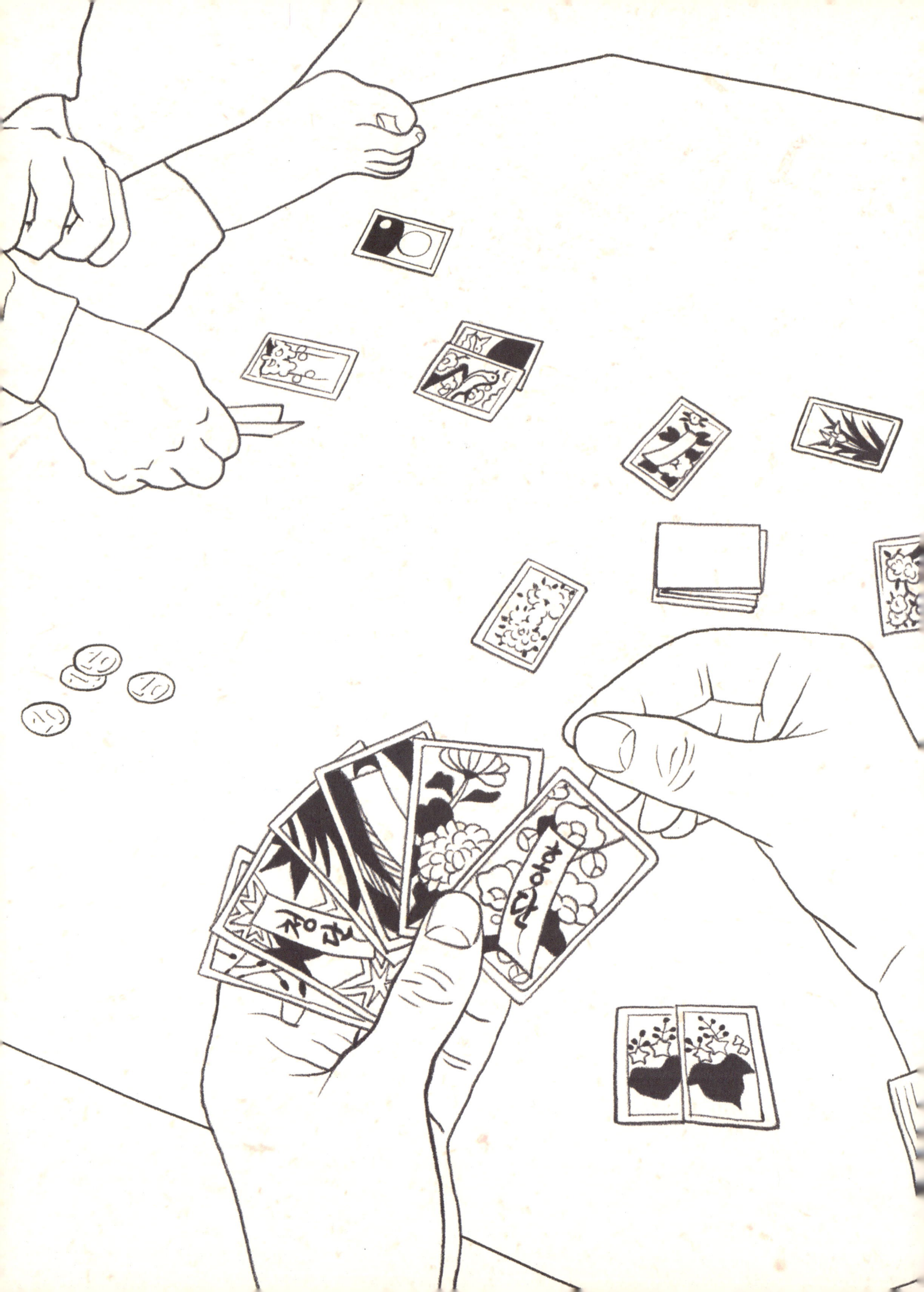

■ 책을 펴내며

치매는 기억장애를 포함하여 여러 가지 인지 기능이 저하되며 이로인해 일상생활에 불편이 초래되는 것을 말합니다. 치매를 일으키는 원인은 무척 다양하나 대표적인 원인으로는 뇌 안에서 신경세포의 수가 급격하게 감소되어 발생하는 알츠하이머병과, 뇌졸중과 같은 뇌혈관 질환에 의한 뇌조직 손상으로 발생하는 혈관성치매를 들 수 있습니다.

우리가 흔히 하는 오해는 나이가 들수록 뇌기능은 저하되고 한 번 뇌기능이 떨어지면 다시 좋아질 수 없다고 여겨왔으나 과학기술과 뇌연구의 발달로 인해 뇌 가소성에 대한 연구가 지속되면서 우리의 뇌는 신체운동으로 몸이 튼튼해지듯 여러 가지 인지 훈련을 통해 지속적으로 뇌운동을 할 때 치매의 발병을 늦출 뿐 아니라 그 기능이 회복될 수 있다는 것이 밝혀져 노년 학습에 대한 새로운 기대와 함께 뇌 운동의 중요성이 커졌습니다.

이 책은 우리나라의 명절과 가족모임에서 빠지지 않고 모두를 즐겁게 해주었고 때로는 일상의 무료함을 해소해 준 '화투'라는 친근한 민속놀이를 인지와 정서치료의 영역으로 확장시켜 치매를 예방하는 데 활용합니다. 매 페이지마다 화투그림을 색칠하며 소근육을 활용하도록 함으로써 감각기능 향상을 돕고, 월별로 화투에 담긴 그림의 의미와 풍습 등을 살펴봄으로 가족과 함께 화투를 치며 나눌 수 있는 이야기를 더욱 풍성하게 해줍니다. 또한 화투 두 개 그림마다 기억력 문제와 주의 집중력 문제를, 그리고 네 개 그림마다 종합문제를 통해 수리력, 언어력 등의 문제를 넣어 다양하고 흥미로운 방법으로 인지 기능 향상을 돕고자 하였으며 채색 견본을 제공하여 자신만의 창의적 화투 그림을 만들어보도록 하였습니다.

아무쪼록 이 책을 접하며 힘써 살아오신 어르신들의 삶이 힘겨운 인생을 꽃을 피우듯 '화투'처럼 화려하게 채색되기를 소망하며 또 '화투치던 한때의 행복'이 떠올라 잠시라도 미소 짓는 순간들이 되시기를 기대합니다.

한국시니어정신건강연구소

이 책에 관하여

1. 화투 그림의 월별 의미
월마다 담고 있는 화투의 그림이 무엇인지 또 그 그림이 담고 있는 의미가 무엇인지 알아봅니다.

2. 나만의 화투 색칠하기
화투와 똑같이, 혹은 색칠 견본처럼 자기만의 화투로 멋지게 색칠해봅니다.

3. 인지학습과 정서돌봄
상징하는 한자도 써보고 읽은 화투 그림의 의미 및 유래를 기억하며 기억력, 주의집중력, 수리력 등 여러 가지 인지향상을 돕는 문제를 풀어봅니다.
월마다 주어지는 질문들에 답하며 과거를 회상하고 추억해봅니다.

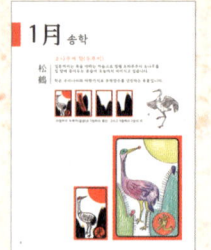 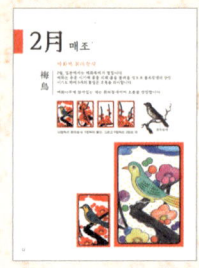 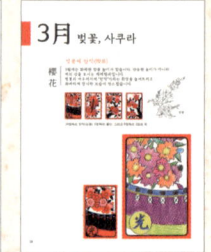
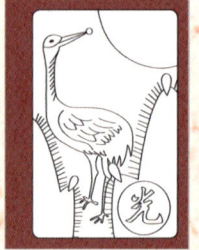 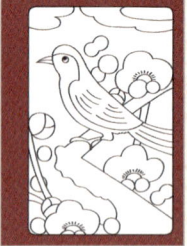 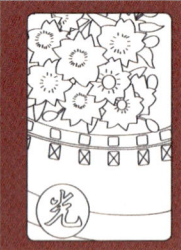
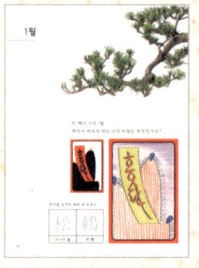 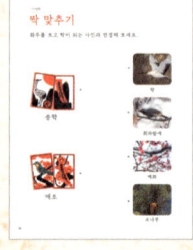 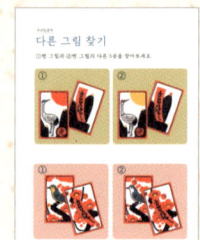

한자 쓰기   짝 맞추기   다른 그림 찾기

※ 이 책에 나오는 점수는 민화투 점수를 기준으로 하였습니다.
   광 장당 20점, 열끗 장당 10점, 띠 장당 5점, 피 점수 없음(쌍피도 동일)

화투(花鬪)의 유래

화투는 12종류 48장으로 구성된 일본의 카드놀이, '하나후다'가 조선 후기에 우리나라로 전해져 변형된 것으로 추정됩니다. 화투(花鬪)는 말 그대로 '꽃의 싸움'이라는 뜻을 갖고 있습니다. 화투는 일본 고유의 세시풍속, 축제, 풍습, 기원의식 등을 담고 있으며 화조풍월(花鳥風月), 즉 일본 자연의 아름다움을 소개하기 위한 목적도 있었던 것으로 짐작됩니다.
화(花)는 꽃, 조(鳥)는 새, 풍(風)은 바람, 월(月)은 달을 말하지만 각각 식물, 사람과 동물, 계절별 천기, 천체를 상징한다고 볼 수 있습니다.

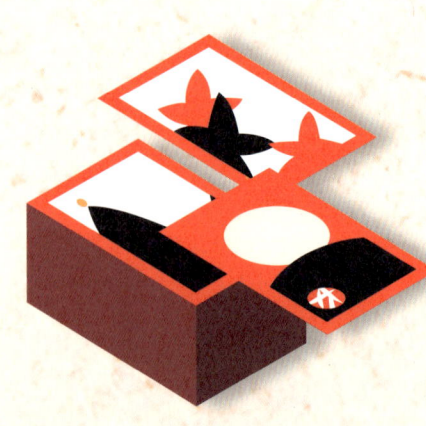

목차

책을 펴내며	5
이 책에 관하여	6
1월_송학	8
2월_매조	12
짝 맞추기	16
다른 그림 찾기	17
3월_벚꽃, 사쿠라	18
4월_흑싸리	22
짝 맞추기	26
다른 그림 찾기	27
점수 비교하기	28
끝말잇기	29
5월_난초	30
6월_모란	34
짝 맞추기	38
다른 그림 찾기	39
7월_홍싸리	40
8월_공산	44
짝 맞추기	48
다른 그림 찾기	49
부분 그림 찾기	50
끝말잇기	51
9월_국진	52
10월_단풍	56
짝 맞추기	60
다른 그림 찾기	61
11월_오동	62
12월_비	66
짝 맞추기	70
다른 그림 찾기	71
점수 계산	72
끝말잇기	73
정답	74

1月 송학

松鶴

소나무에 학(두루미)

일본에서는 복을 바라는 마음으로 정월 초하루부터 소나무를 집 앞에 꽂아두는 풍습이 오늘날까지 이어지고 있습니다.

학은 우리나라와 마찬가지로 무병장수를 상징하는 동물입니다.

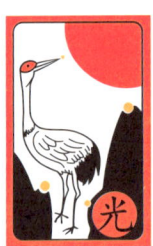 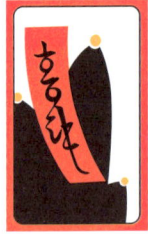 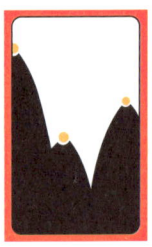 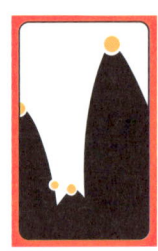 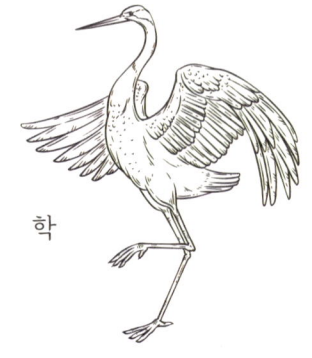

학

20점짜리 두루미(일광)와 5점짜리 홍단, 그리고 0점짜리 2장의 피

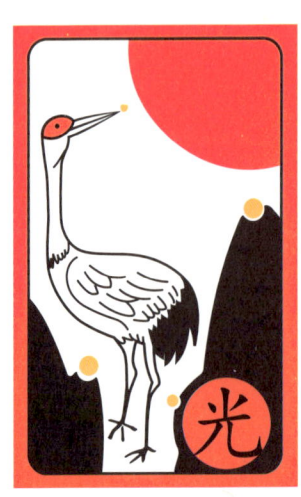 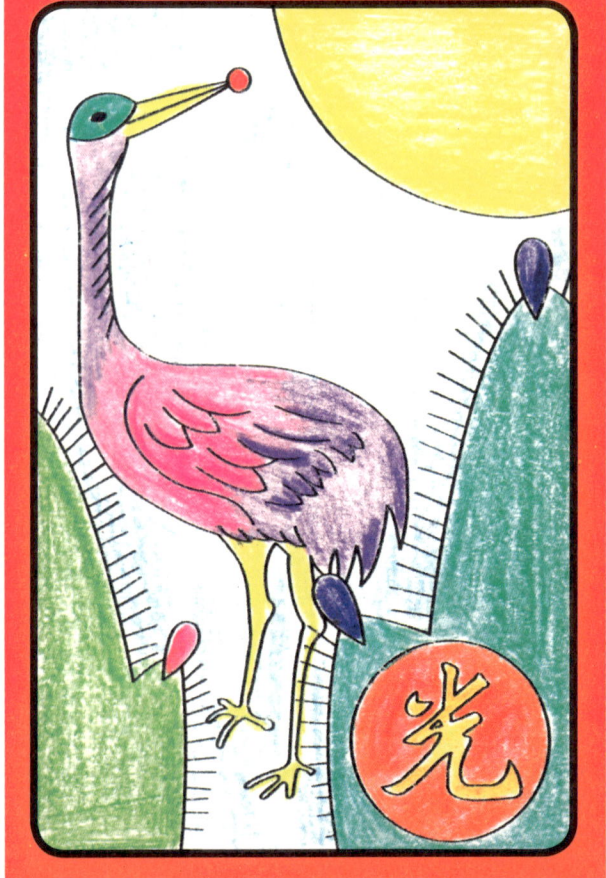

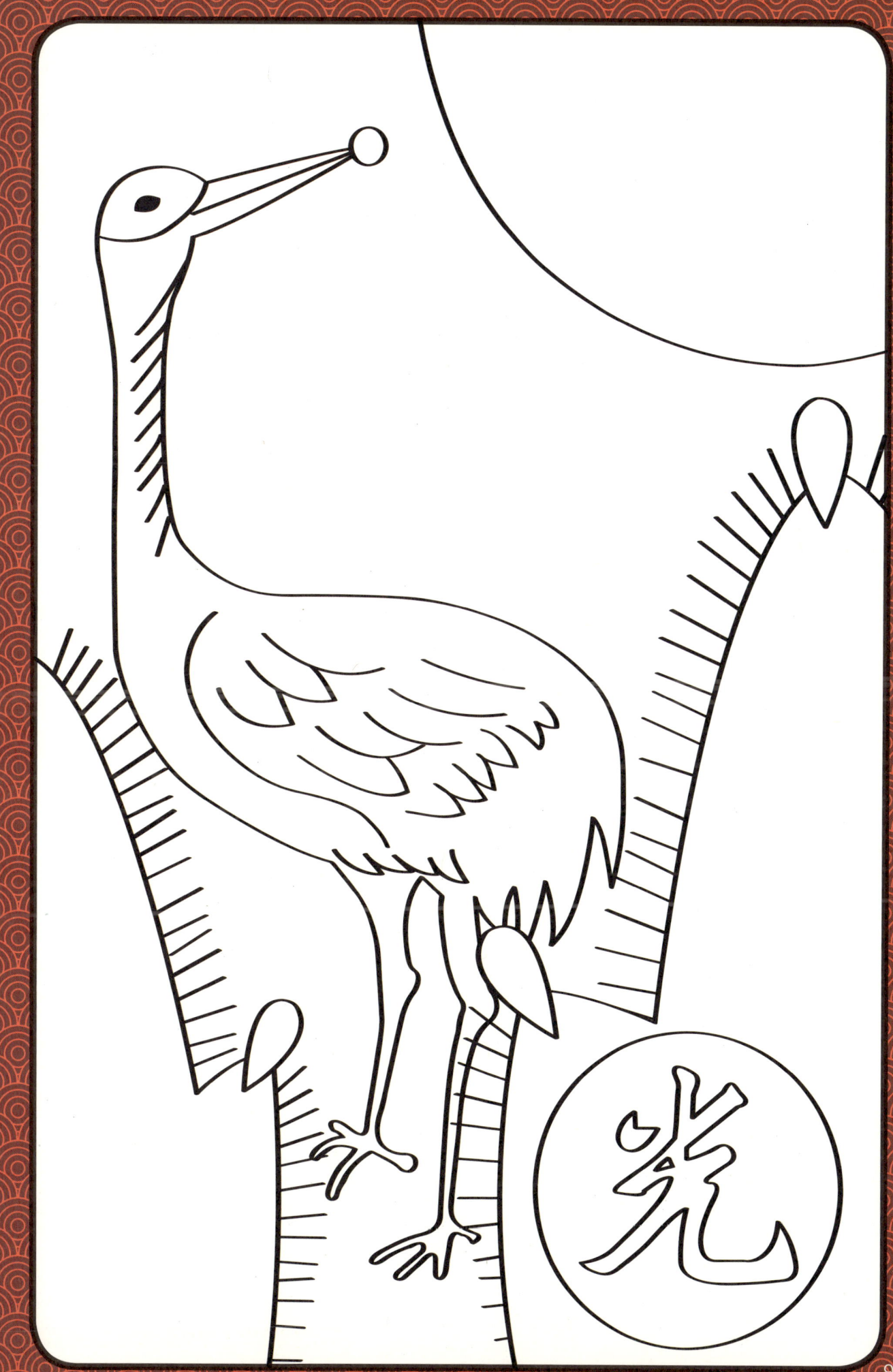

1월

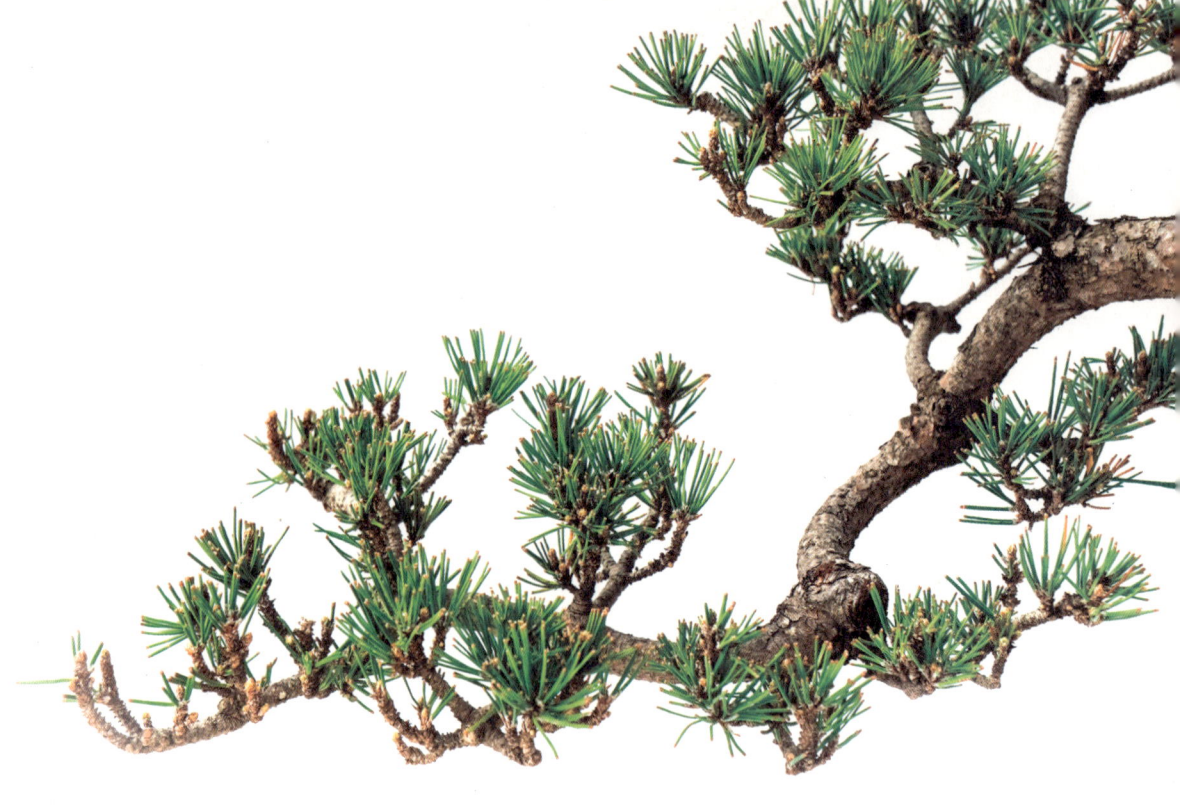

한 해의 시작 1월.
해마다 바라게 되는 나의 바람은 무엇인가요?

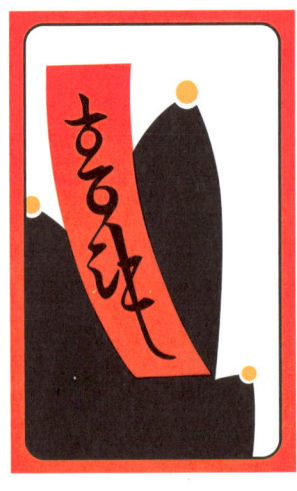

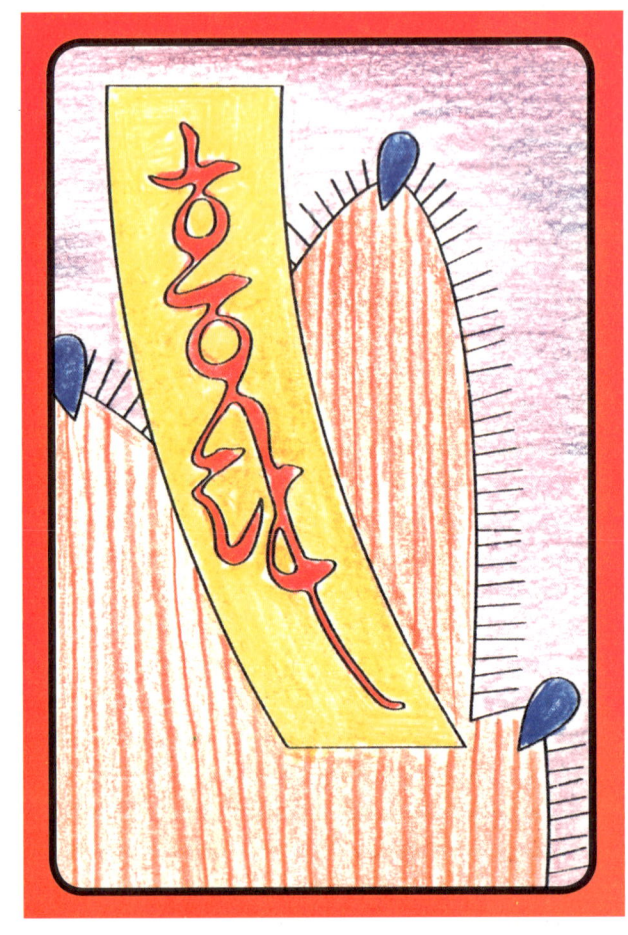

한자를 천천히 따라 써 보세요.

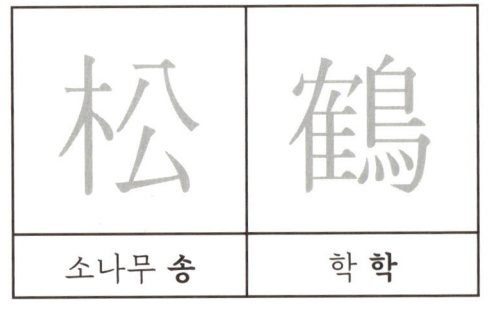

松	鶴
소나무 송	학 학

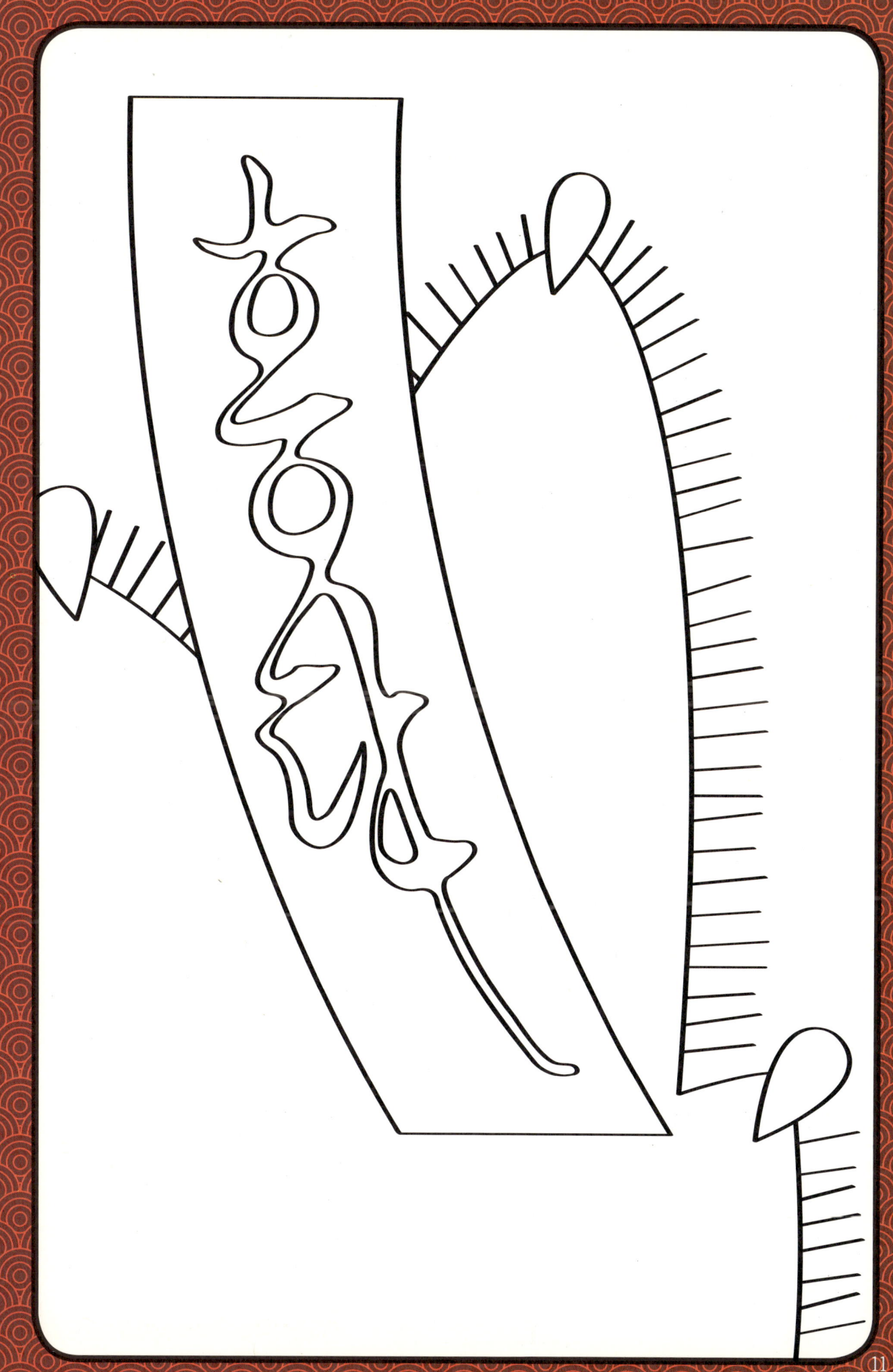

2月 매조

매화에 휘파람새

梅鳥

2월, 일본에서는 매화축제가 열립니다.
매화는 추운 시기에 꽃을 피워 봄을 불러올 정도로 불로장생의 상징이기도 하며 5개의 꽃잎은 오복을 의미합니다.

매화나무에 앉아있는 새는 휘파람새이며 초봄을 상징합니다.

 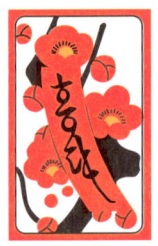 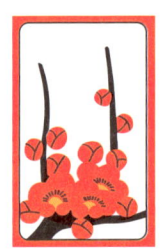 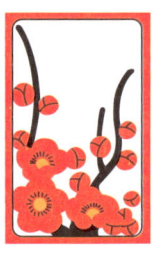 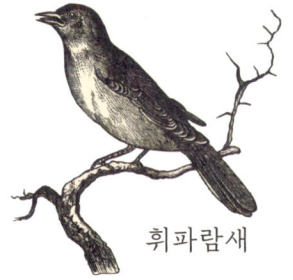

휘파람새

10점짜리 휘파람새, 5점짜리 홍단, 그리고 0점짜리 2장의 피

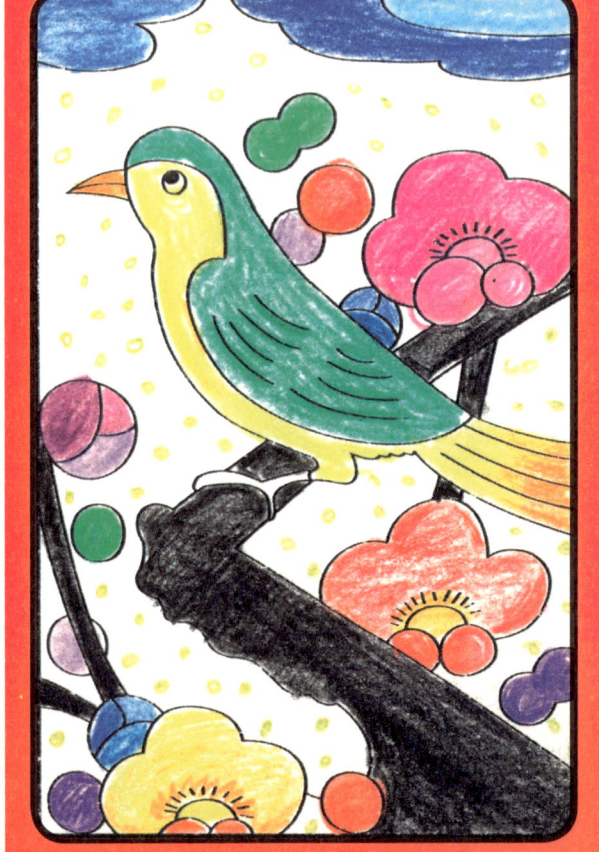

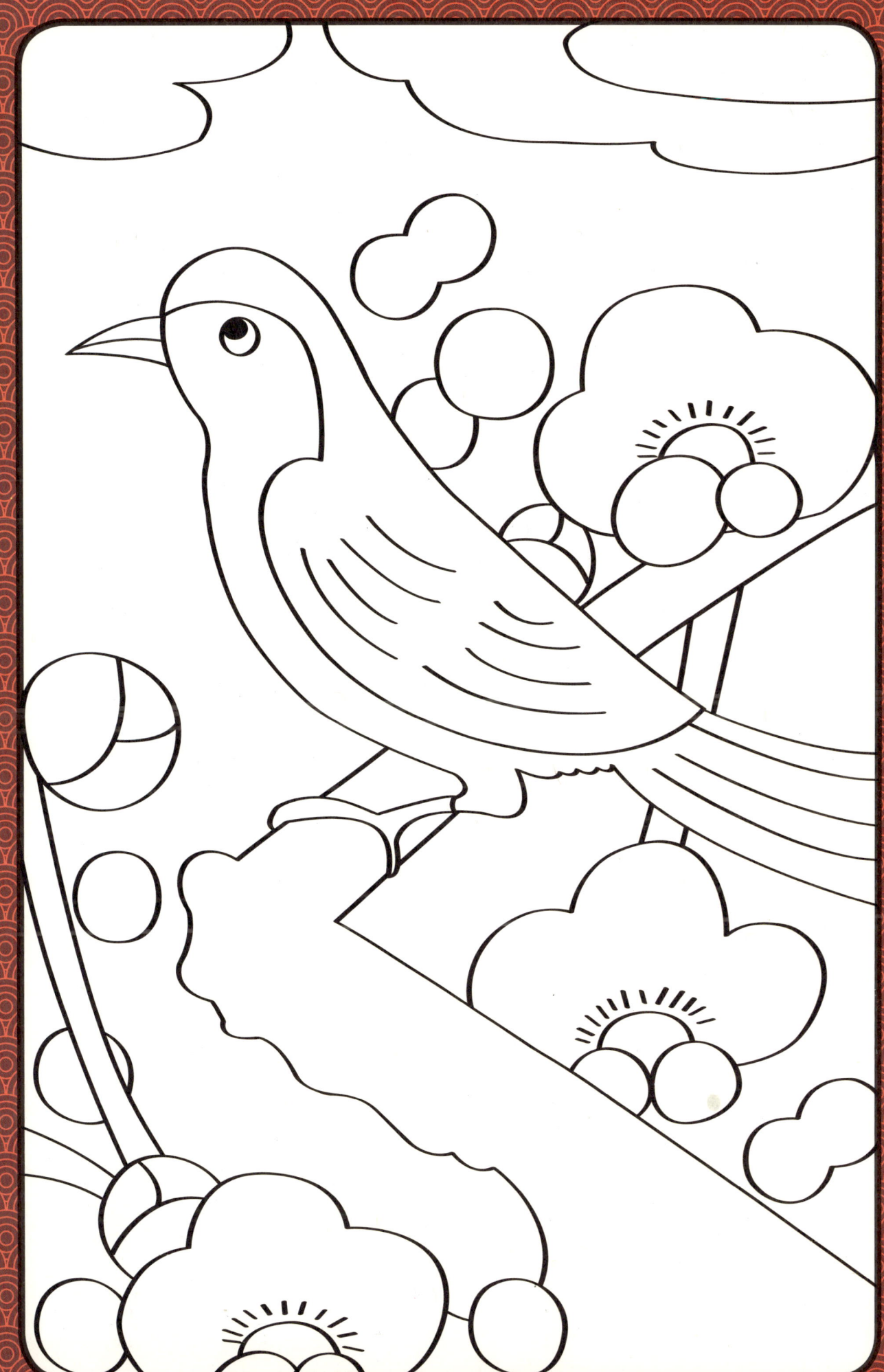

2월

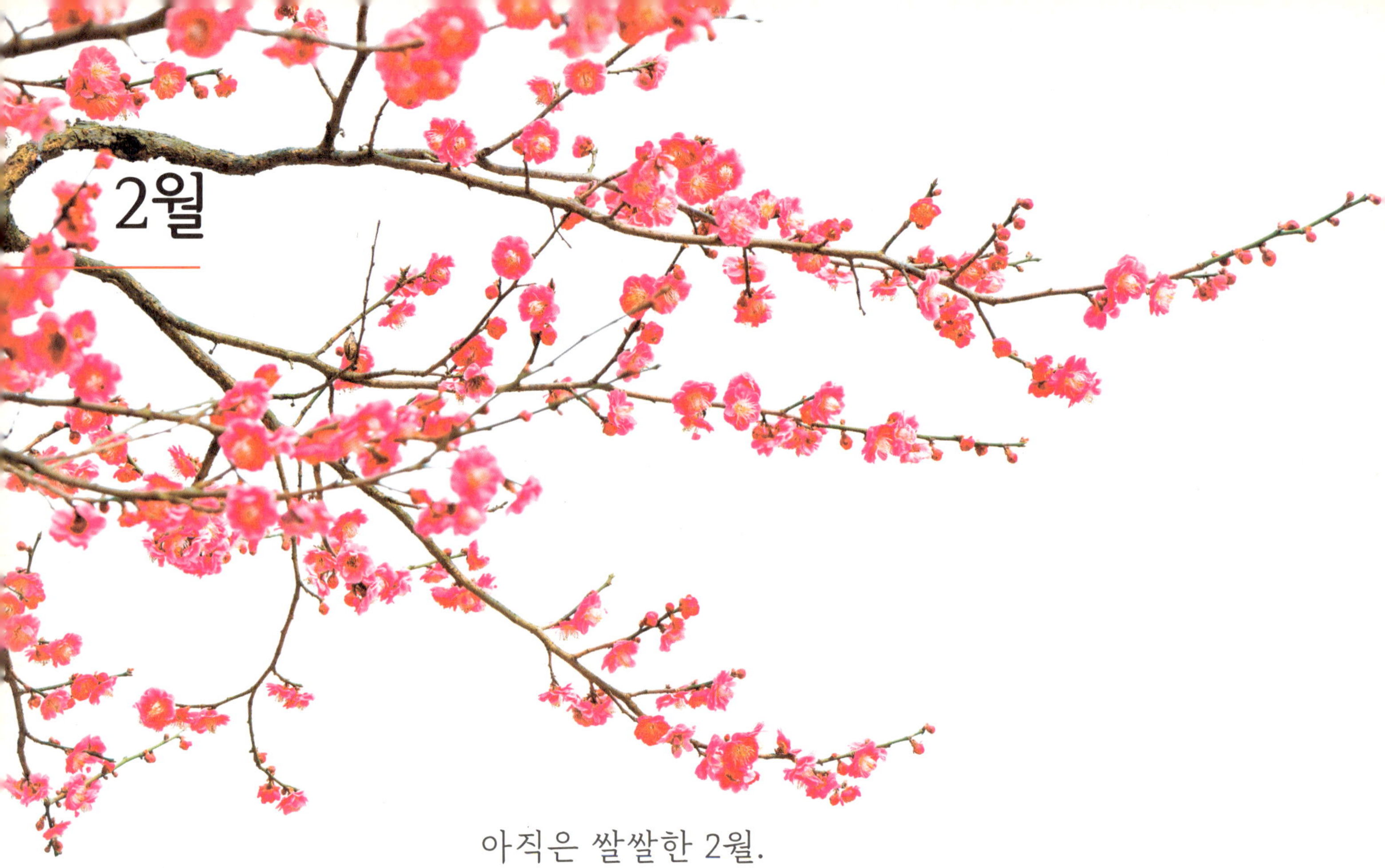

아직은 쌀쌀한 2월.
구정에 먹었던 가장 기억에 남는 음식은 무엇인가요?
그 음식은 어떻게 만드나요?

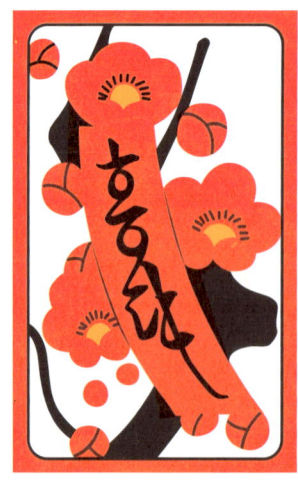

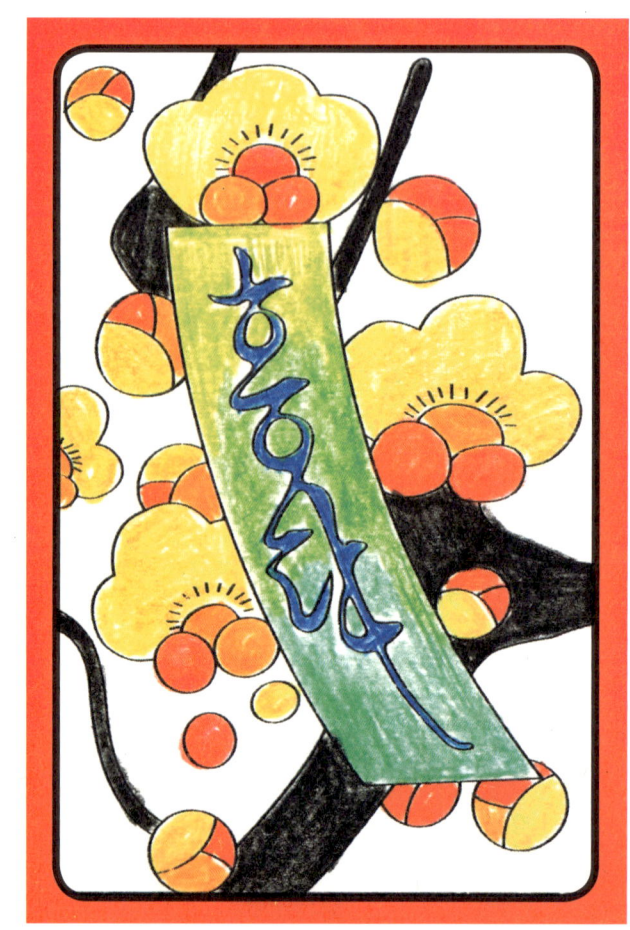

한자를 천천히 따라 써 보세요.

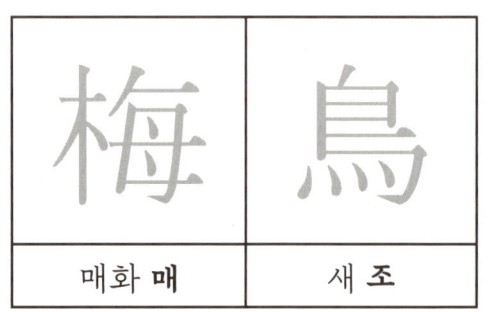

梅	鳥
매화 **매**	새 **조**

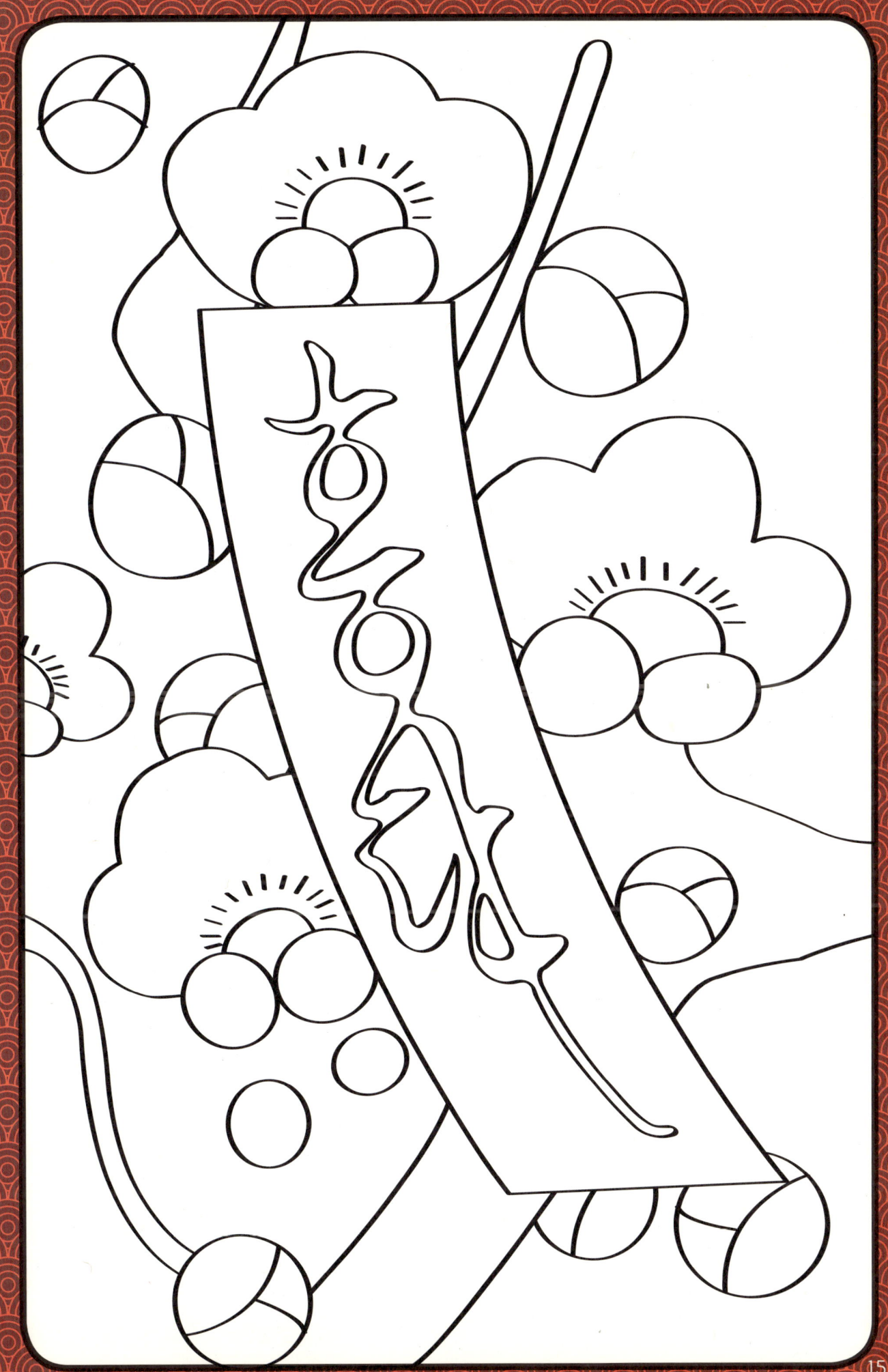

기억력
짝 맞추기

화투를 보고 짝이 되는 사진과 연결해 보세요.

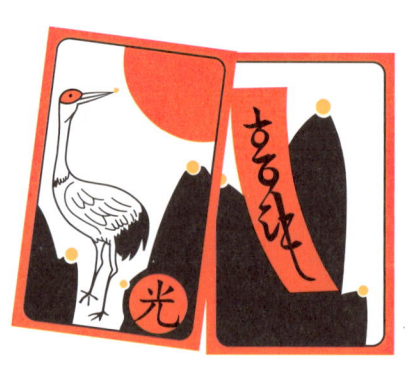

송학

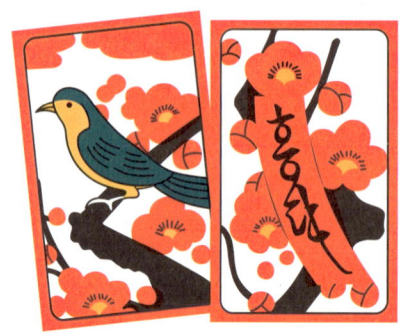

매조

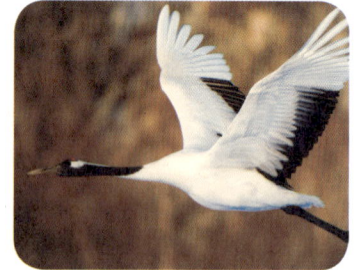

학

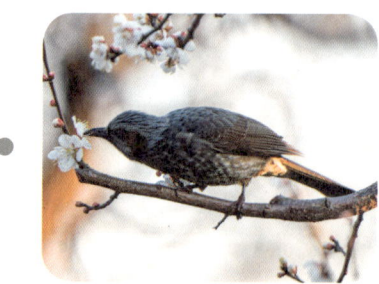

휘파람새

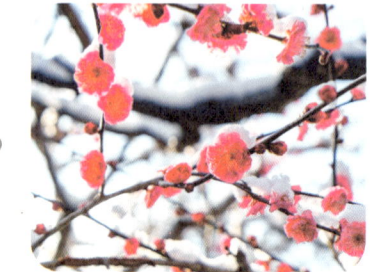

매화

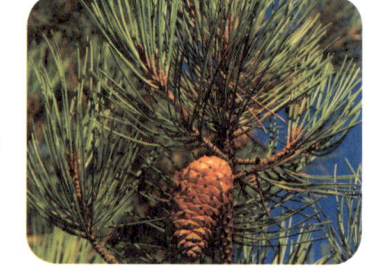

소나무

주의집중력

다른 그림 찾기

①번 그림과 ②번 그림의 다른 5곳을 찾아보세요.

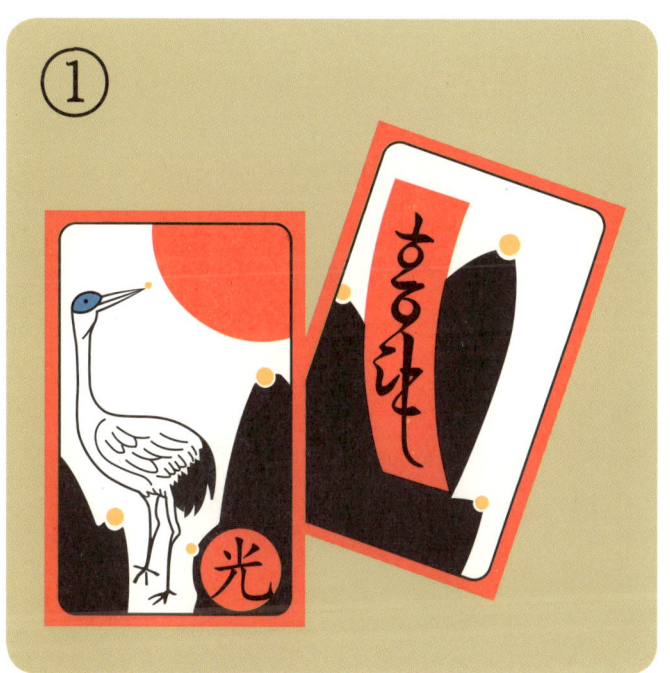
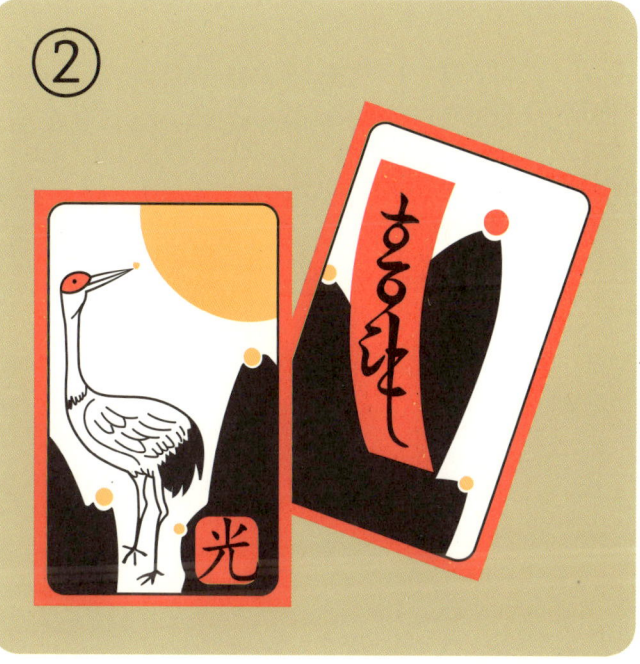
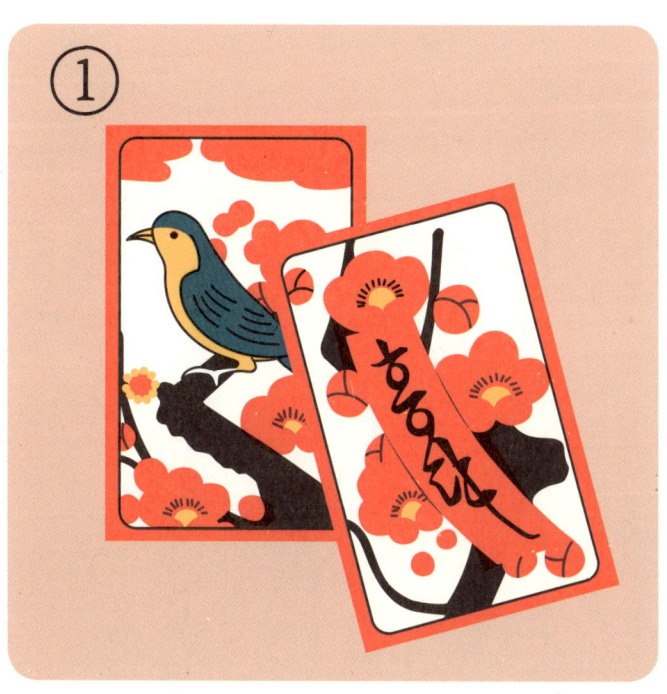
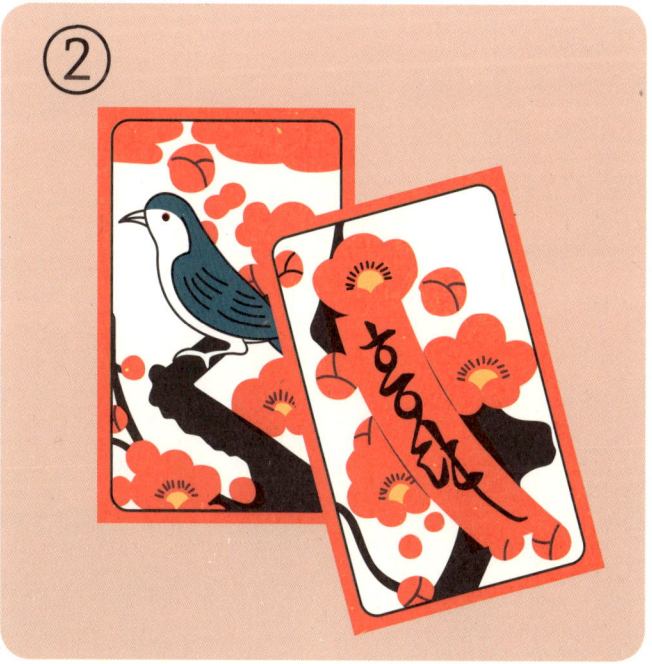

3月 벚꽃, 사쿠라

櫻花

벚꽃에 만막(慢幕)

3월에는 화려한 벚꽃 놀이가 있습니다. 단순한 놀이가 아니라 벼의 신을 모시는 제례행위입니다.
벚꽃과 어우러지게 '만막'이라는 휘장을 늘어뜨리고 화려하게 장식한 모습이 멋스럽습니다.

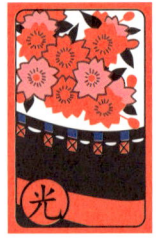 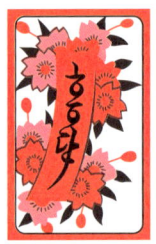 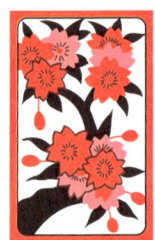 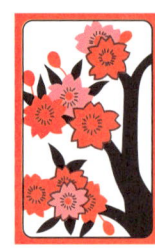 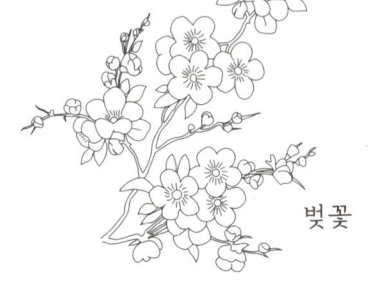

벚꽃

20점짜리 장막(삼광), 5점짜리 홍단, 그리고 0점짜리 2장의 피

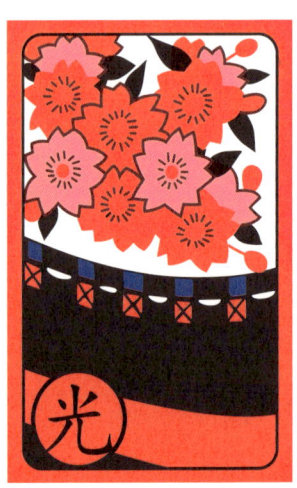 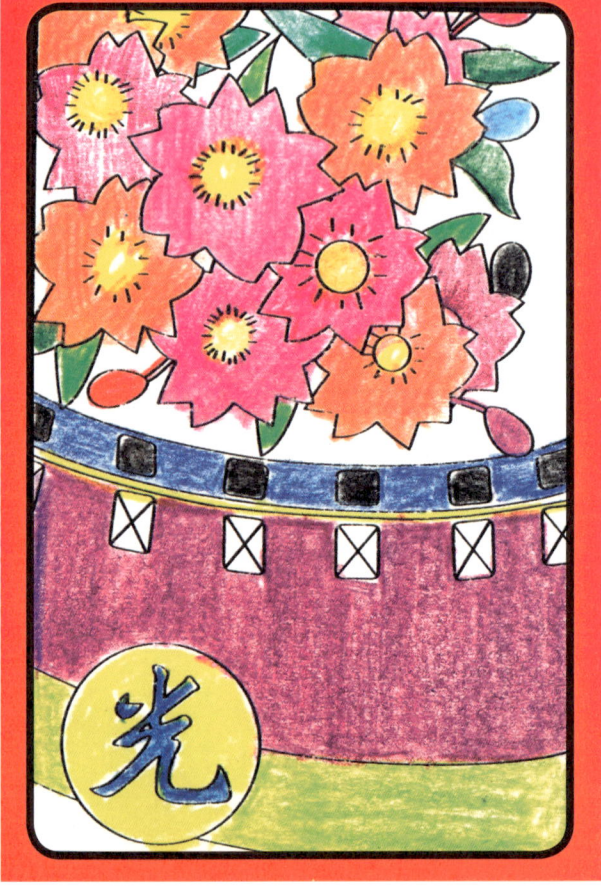

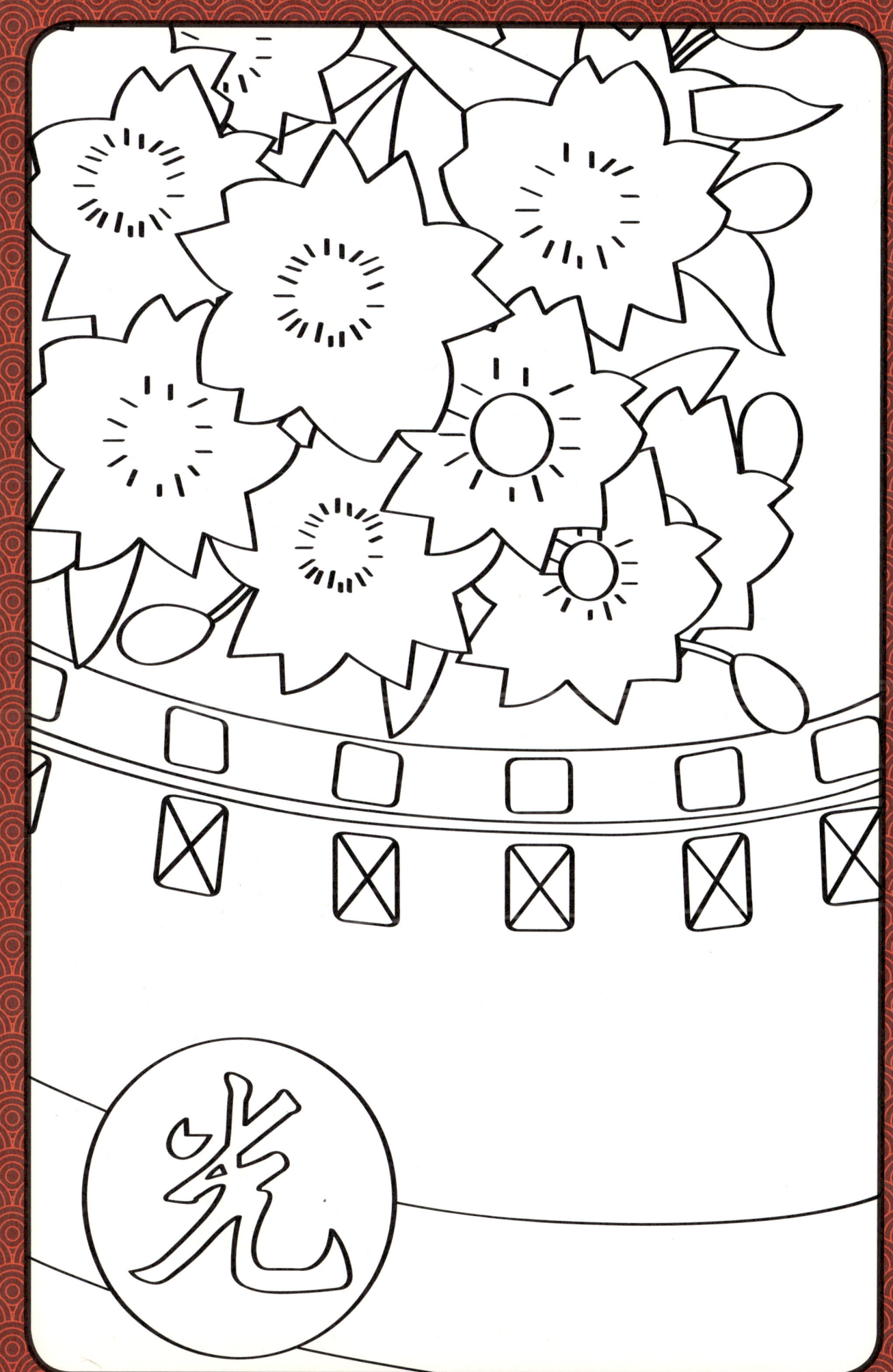

3월

봄이 꿈틀거리는 3월.
어린 시절 나의 3월은 어떠했나요?

한자를 천천히 따라 써 보세요.

櫻	花
앵두 **앵**	꽃 **화**

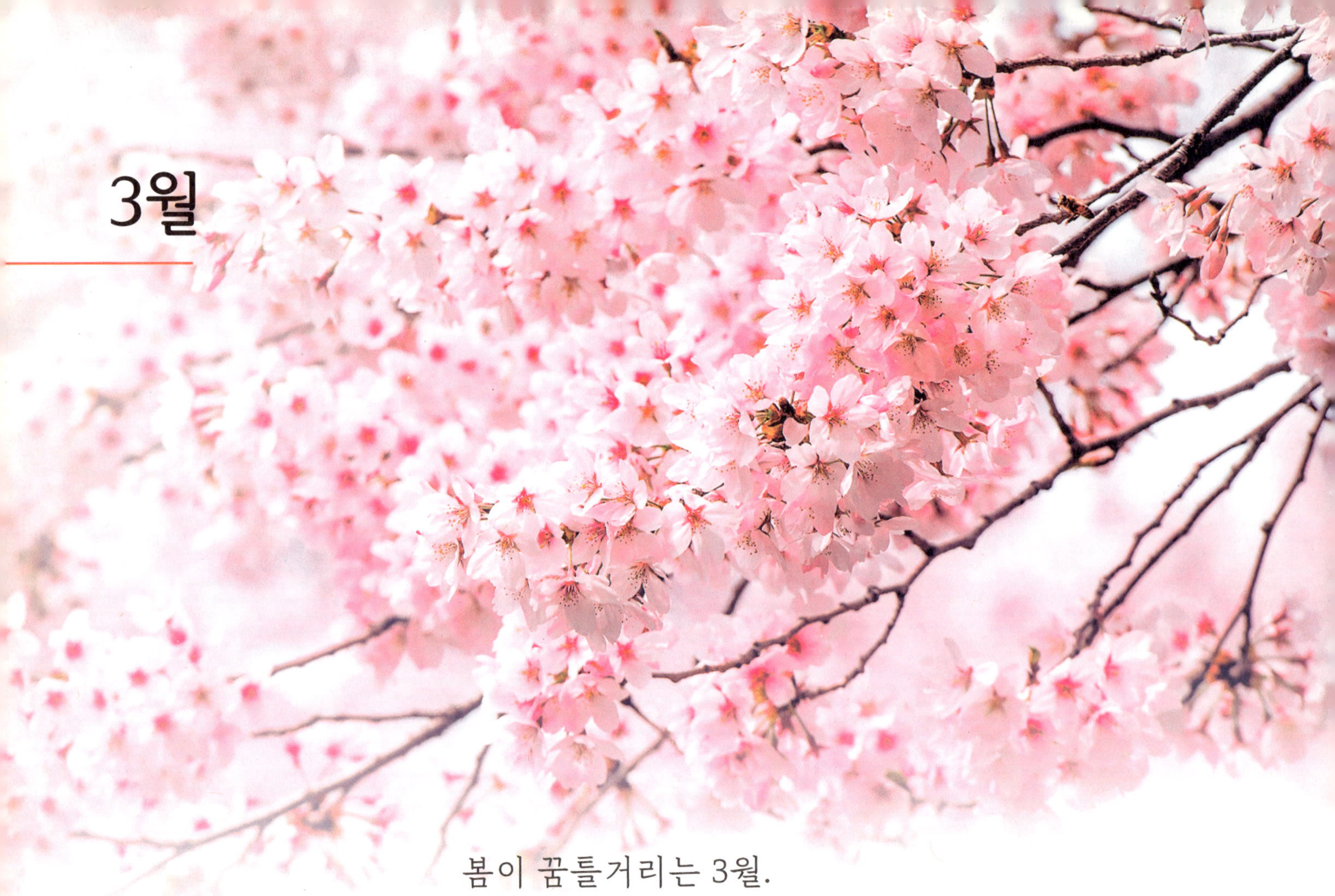

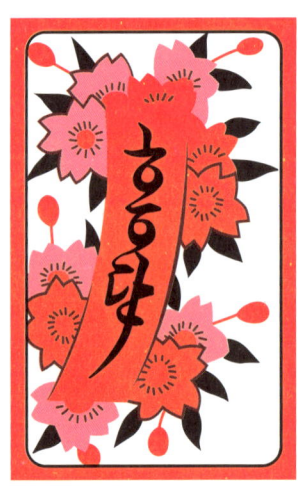

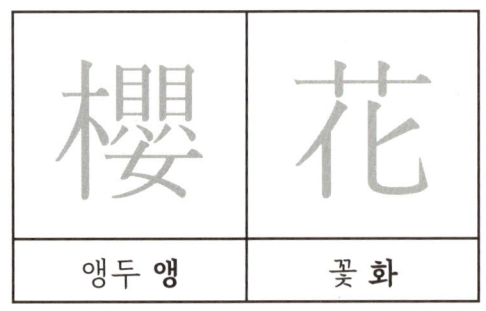

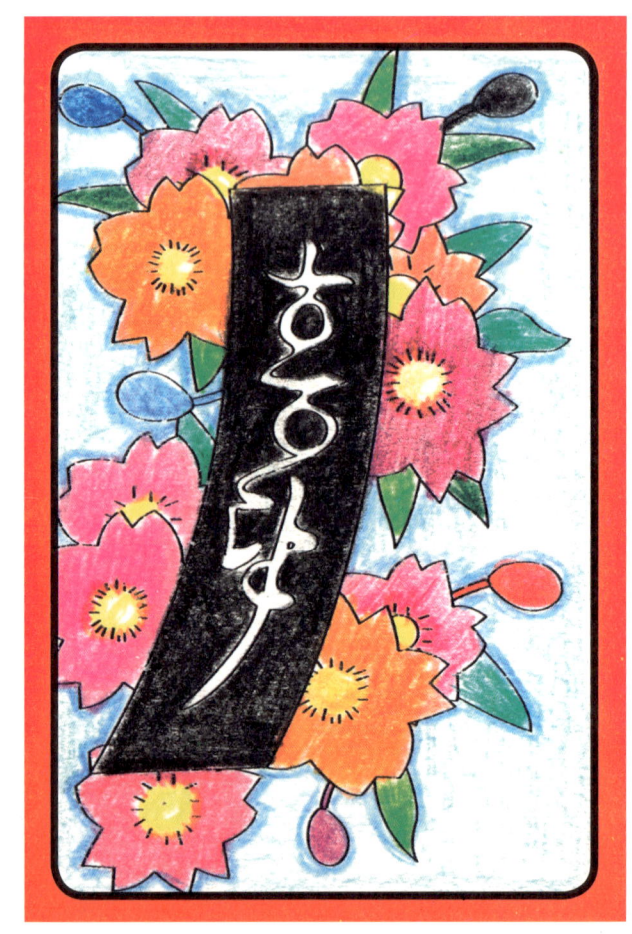

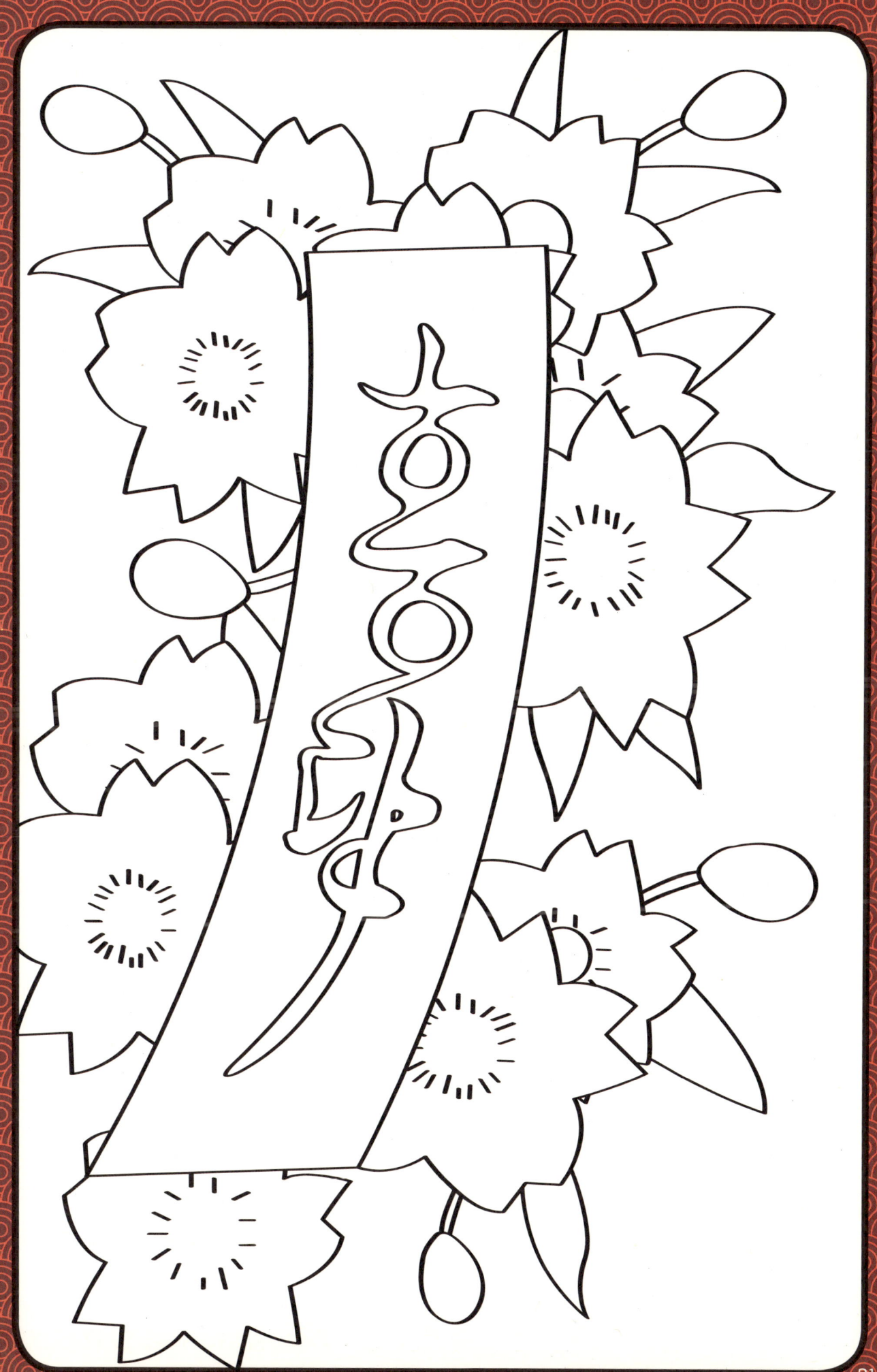

4月 흑싸리

등나무 꽃과 두견새

藤 | 4월, 일본에서는 등나무 축제가 열립니다. 한국에서는 흑싸리라고 알려져 있으나 포도송이 모양의 보라색 등나무 꽃입니다. 따라서 첫 번째 그림과 같이 위에서 아래로 늘어뜨리도록 놓는 것이 맞습니다.

그려진 두견새는 등나무 필 무렵에 두견새가 날아올 때임을 말해줍니다.

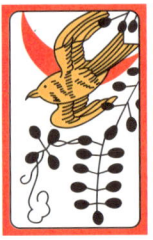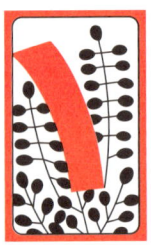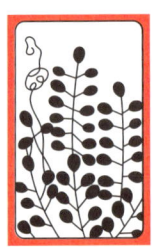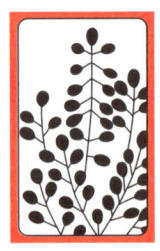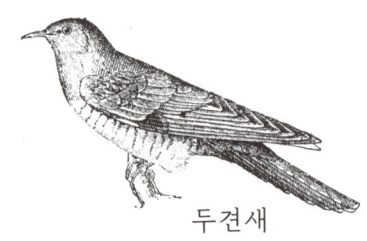

10점짜리 두견새, 5점짜리 초단, 그리고 0점짜리 2장의 피

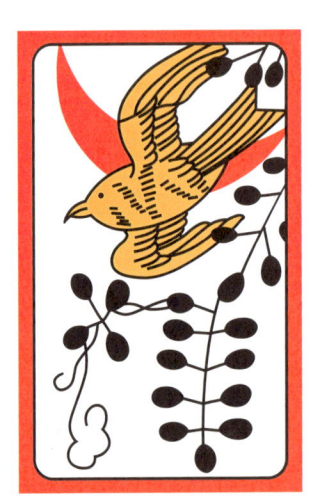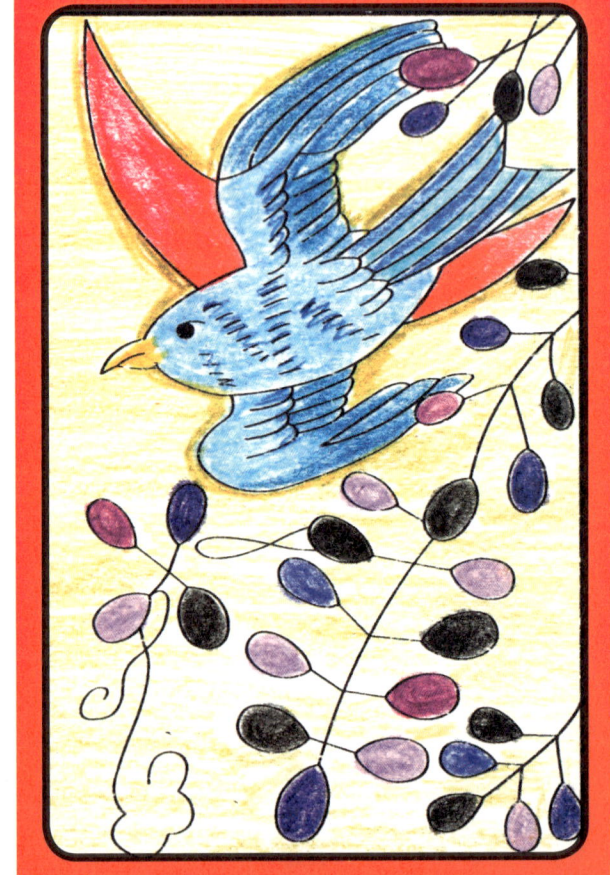

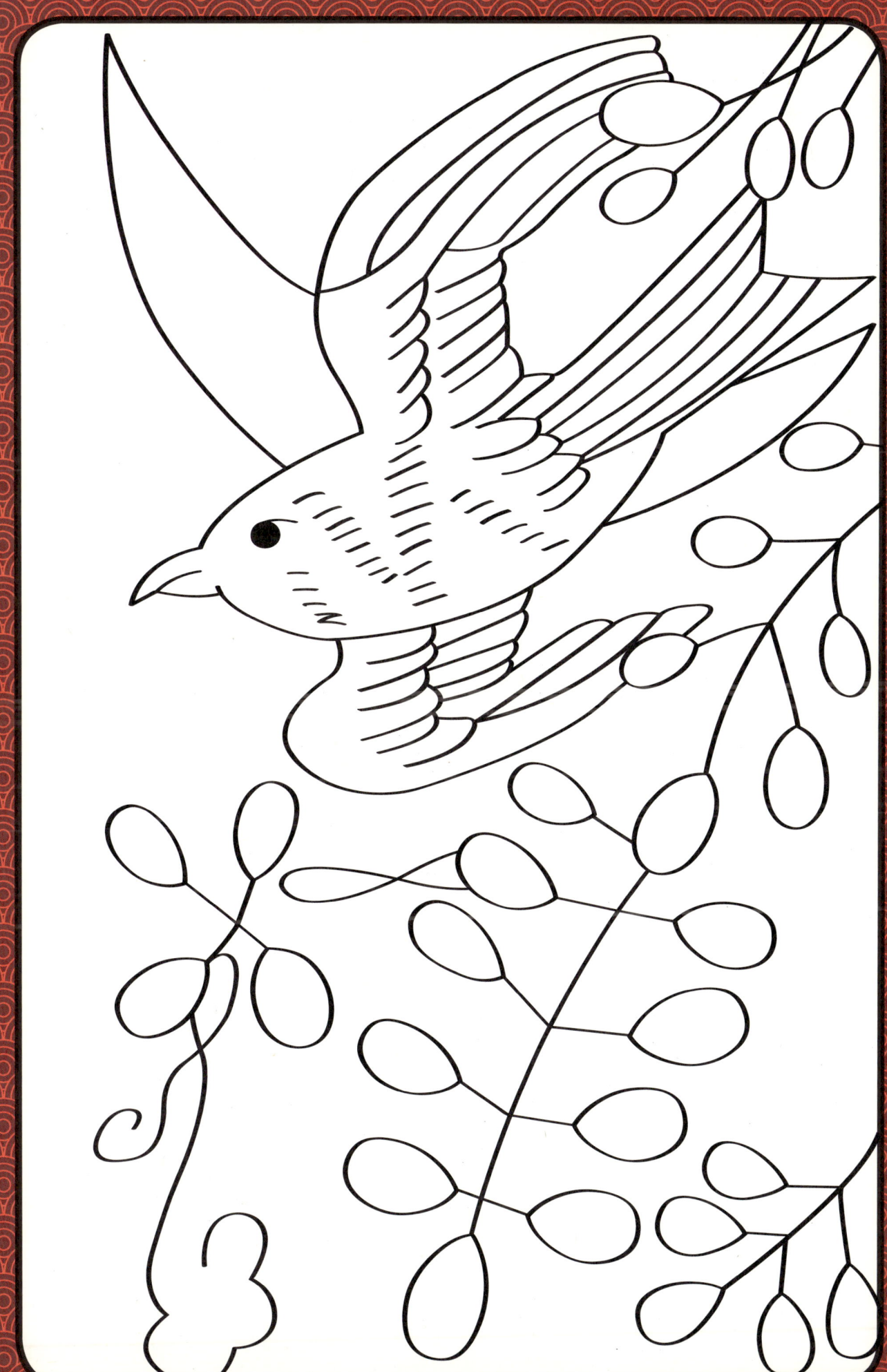

4월

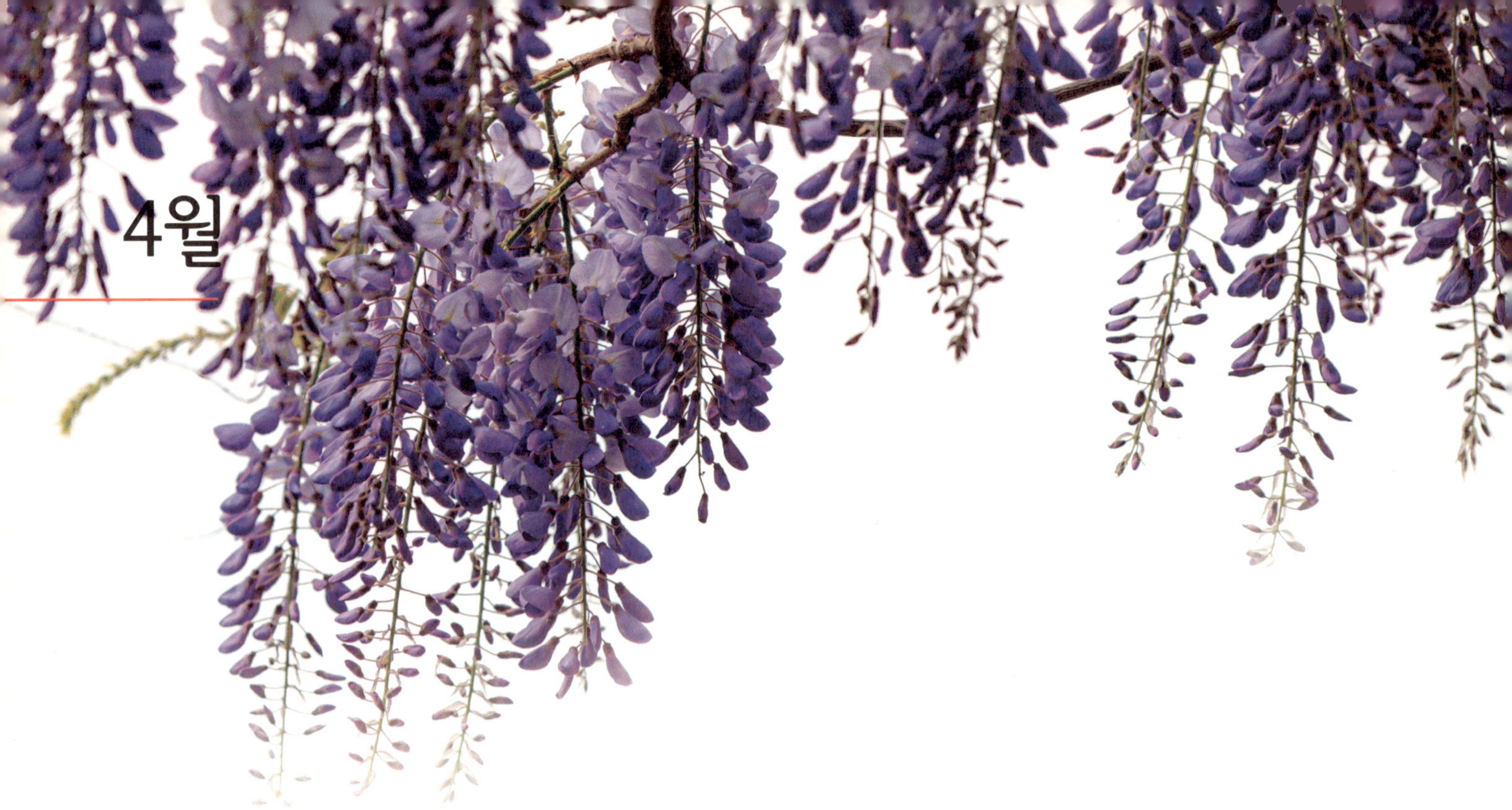

나비가 날아오르는 4월.
4월에 생각나는 사람이 있나요?
그 사람과 어떤 추억이 있나요?

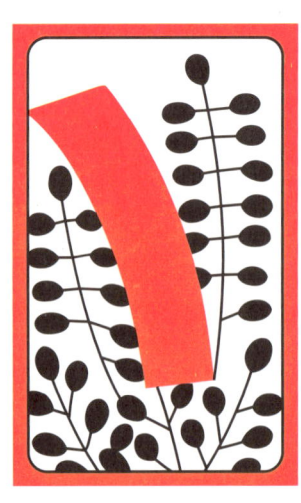

한자를 천천히 따라 써 보세요.

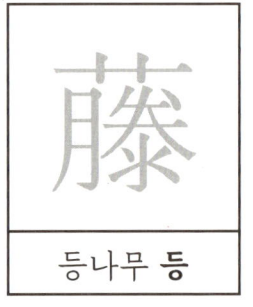

등나무 등

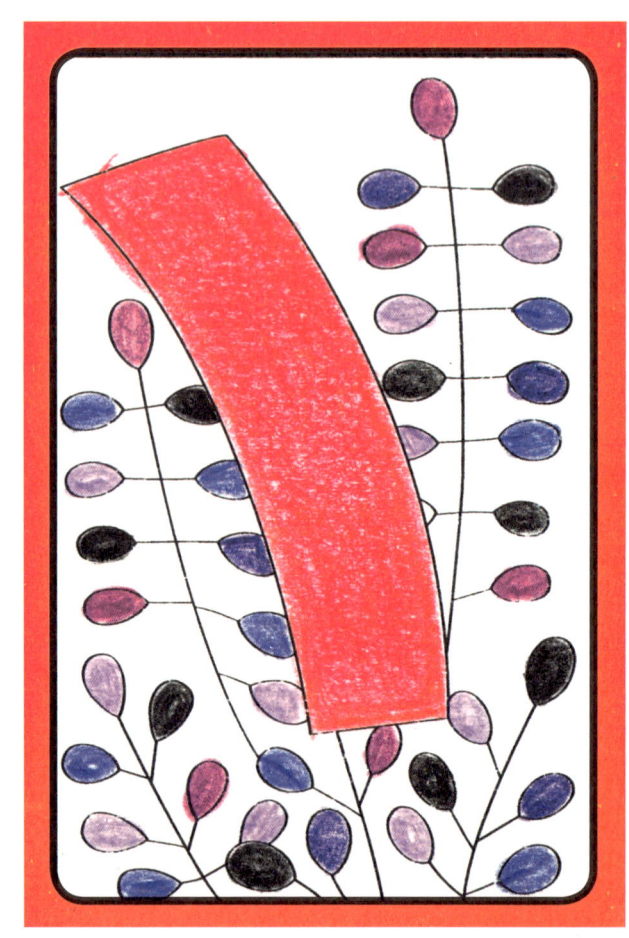

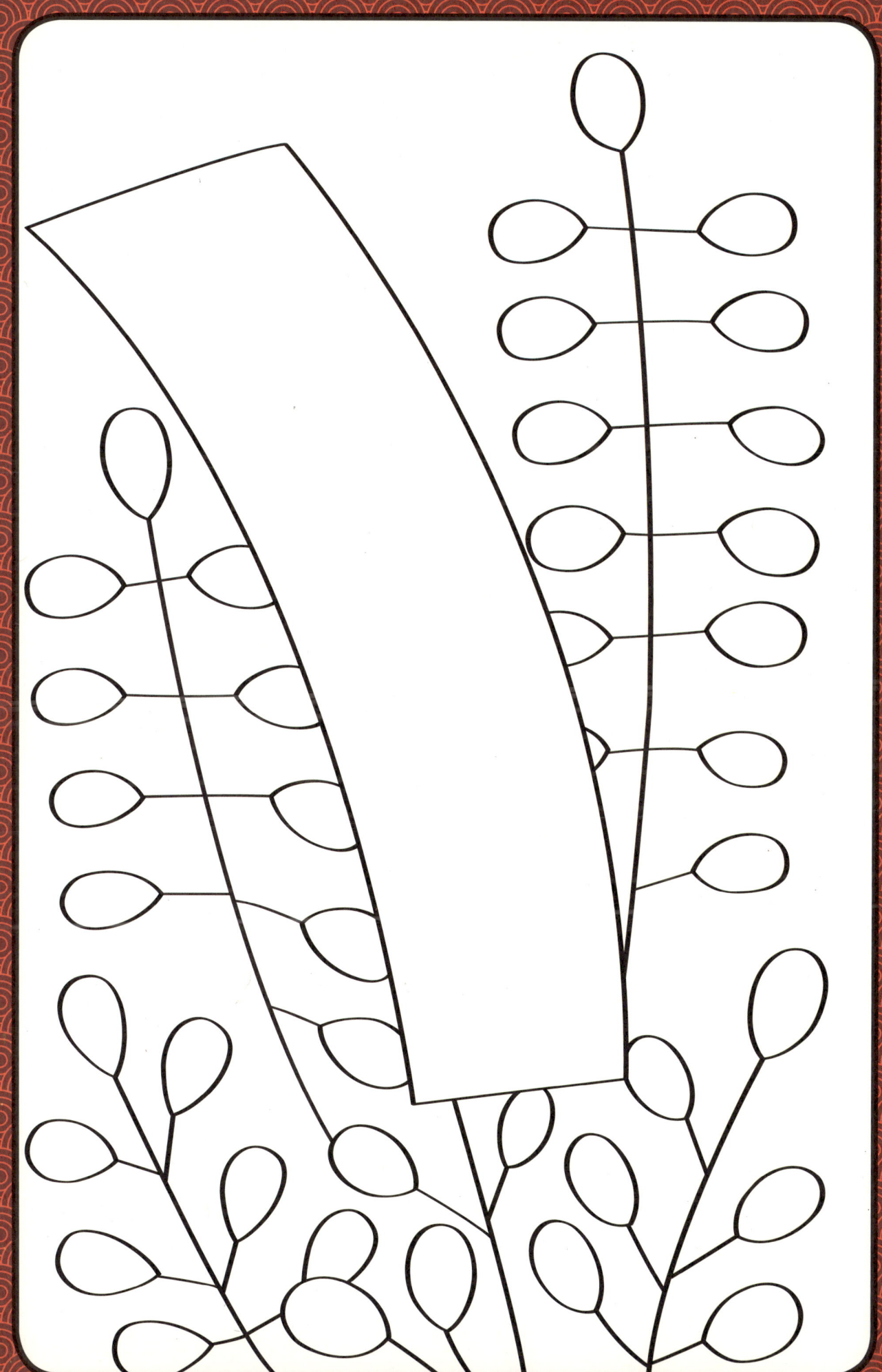

기억력

짝 맞추기

화투를 보고 짝이 되는 사진과 연결해 보세요.

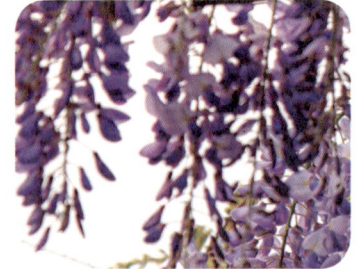
등나무 꽃

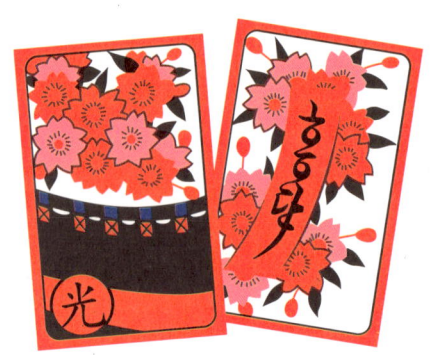
사쿠라

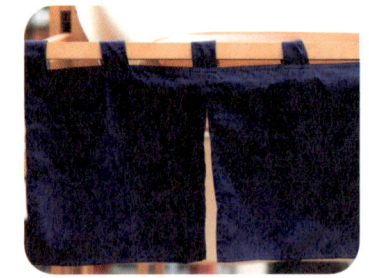
만막(휘장)

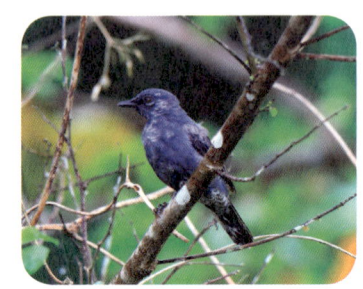
두견새

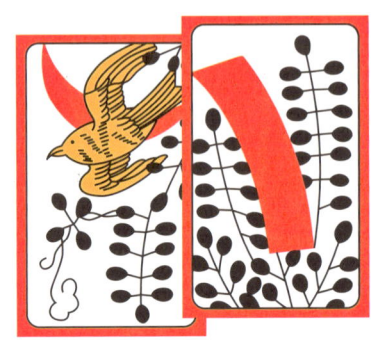
흑싸리

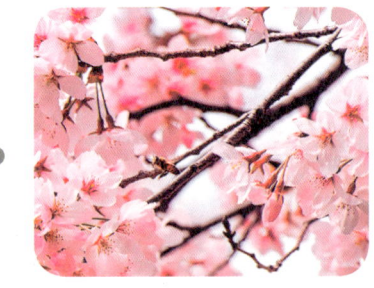
벚꽃

주의집중력
다른 그림 찾기

①번 그림과 ②번 그림의 다른 5곳을 찾아보세요.

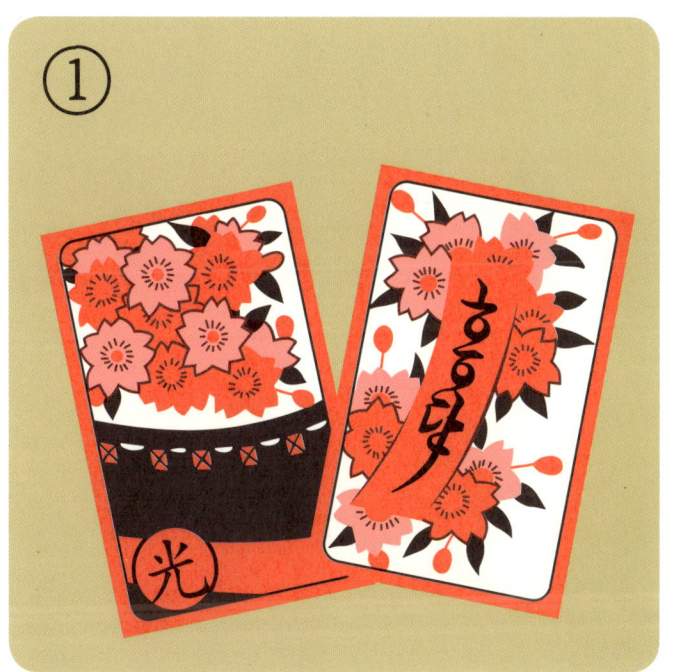
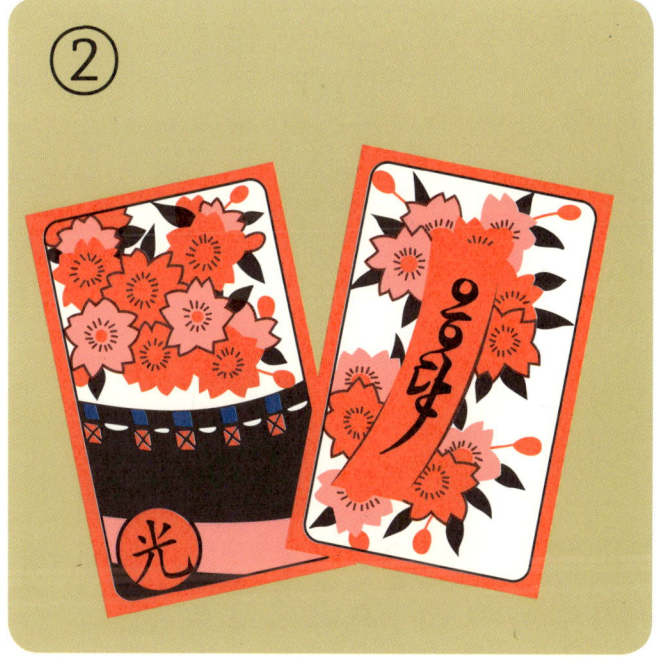
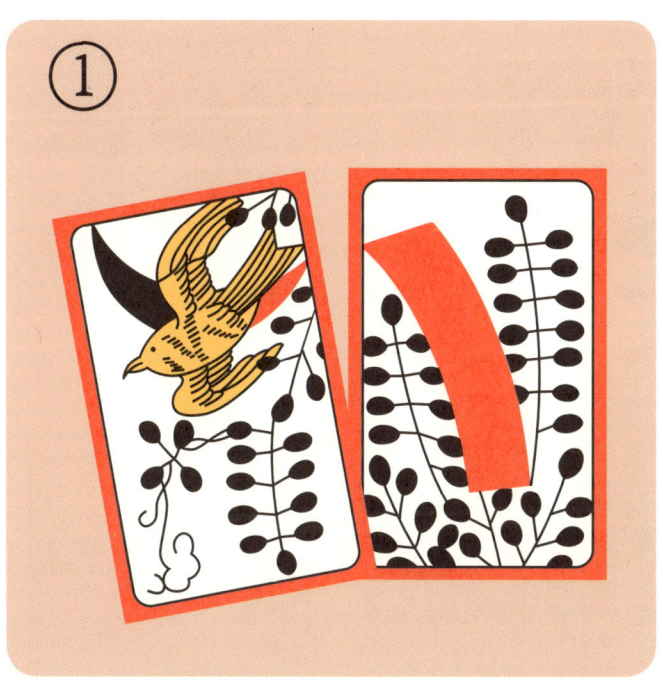
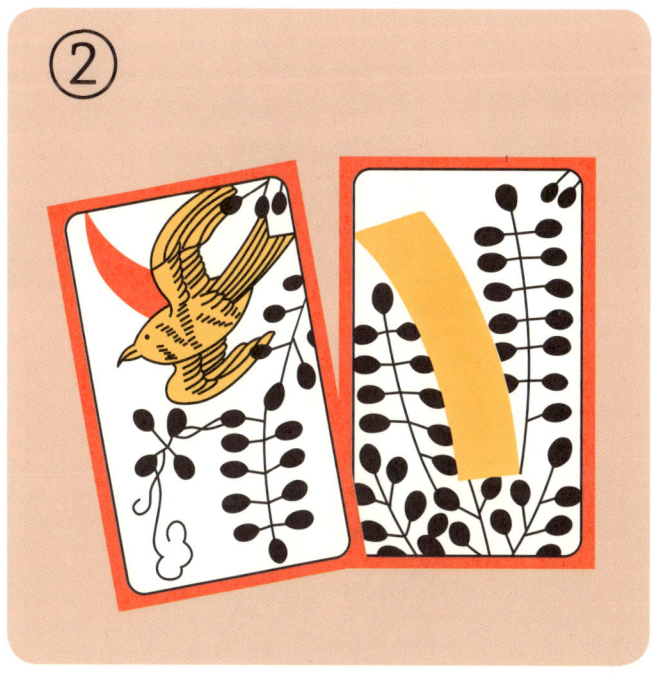

전두엽기능
점수 비교하기

점수가 큰 순서대로 번호를 써 보세요.

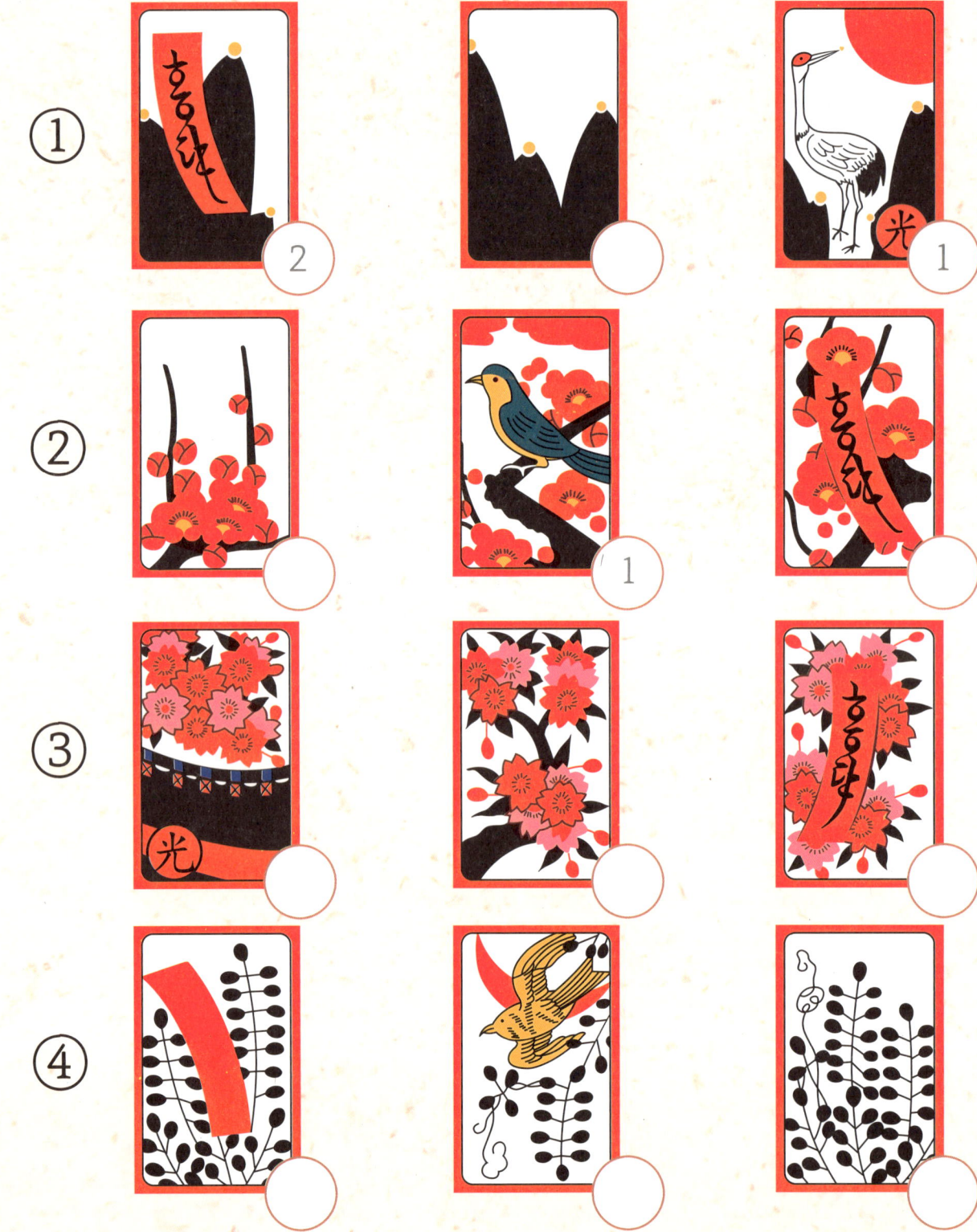

※ 점수는 민화투 점수를 기준으로 하였습니다.

언어력
끝말잇기

주어진 단어의 끝 말을 시작으로 알맞은 단어를 이어보세요.

① 소나무   무 — ▢ — ▢
            ▢ — ▢

② 매화   화 — ▢ — ▢
            ▢ — ▢

③ 벚꽃   꽃 — ▢ — ▢
            ▢ — ▢

④ 두견새   새 — ▢ — ▢
            ▢ — ▢

5月 난초

창포에 다리

菖蒲

한국에서는 난초라고 부르지만 보라색 창포(제비붓꽃)를 그린 것입니다.

노란색 다리는 널빤지를 엇갈려 놓은 것으로 일본식 습지 정원에서 볼 수 있는 산책용 목재 다리입니다.

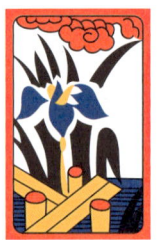 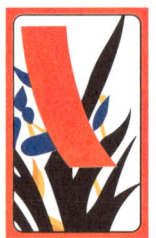 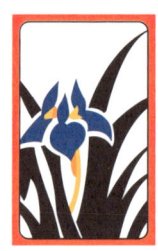 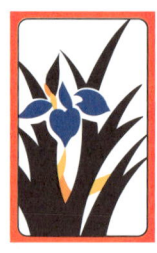 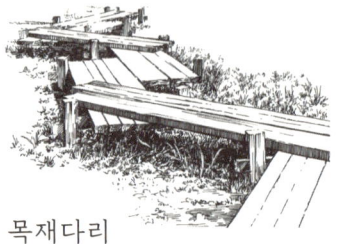

목재다리

10점짜리 창포, 5점짜리 초단, 그리고 0점짜리 2장의 피

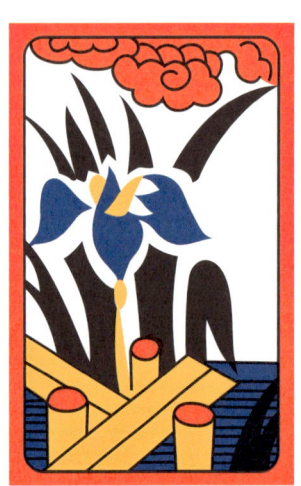 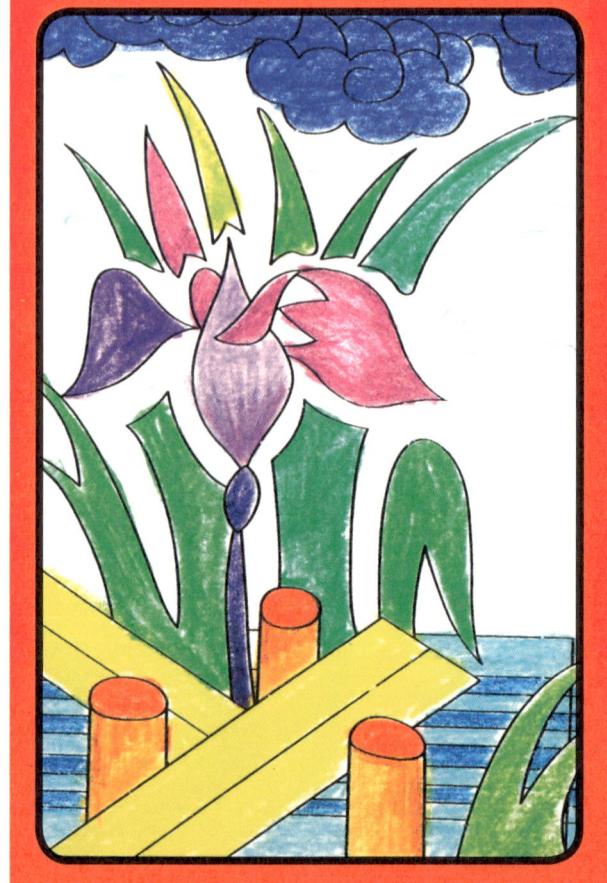

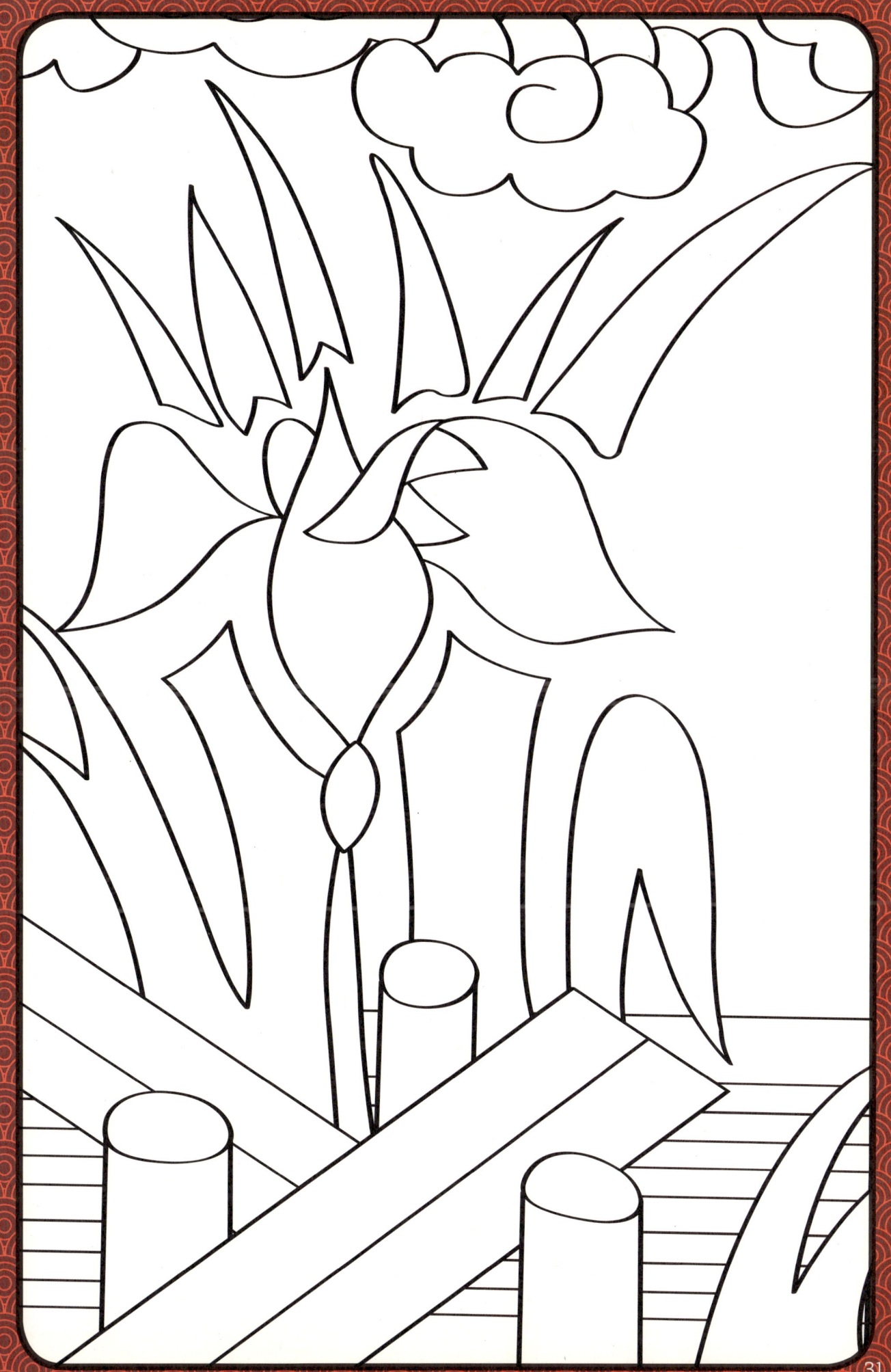

5월

따사로운 햇살이 있는 5월.
5월에 생각나는 기념일은 무엇이 있나요?
그날에는 어떤 일이 있었나요?

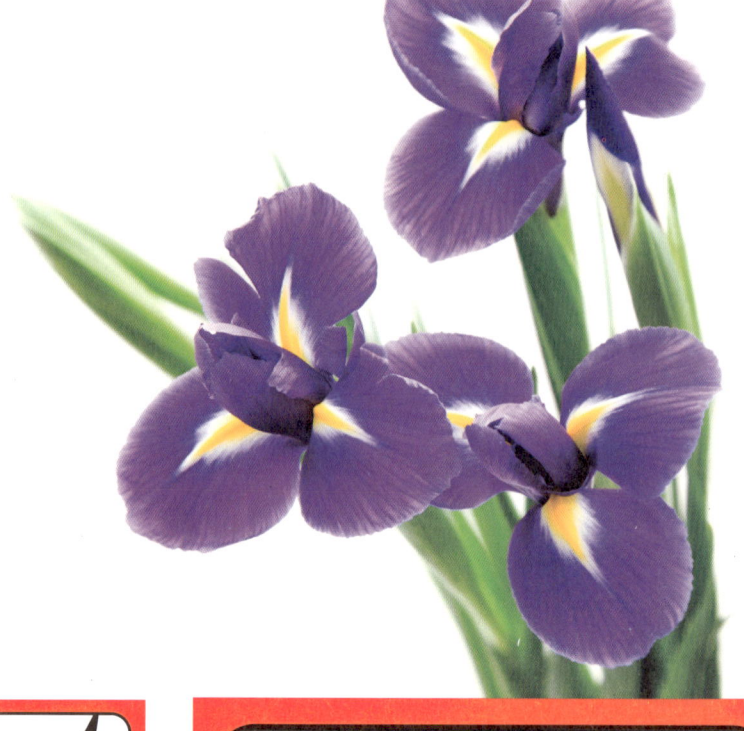

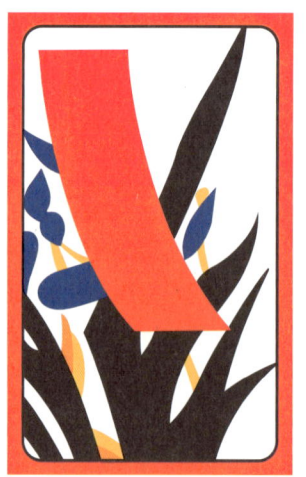

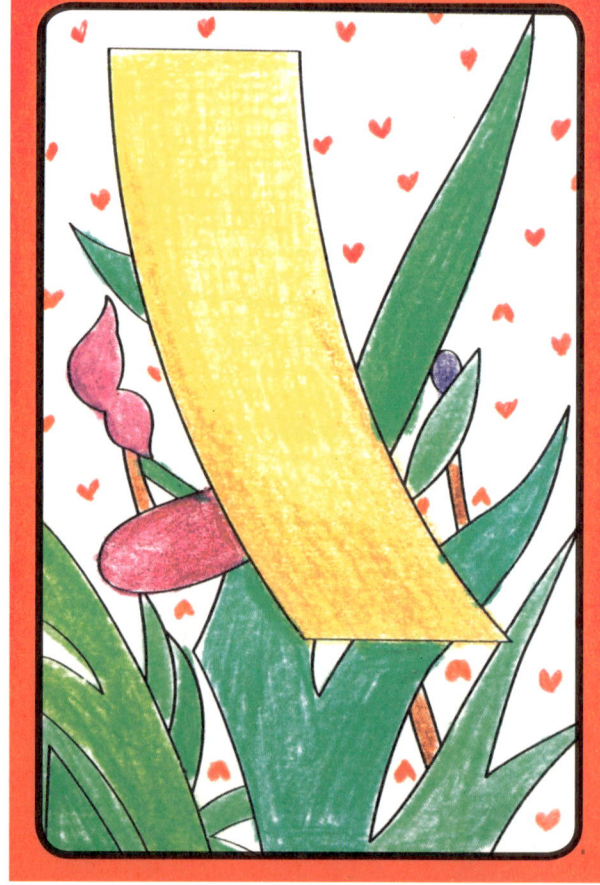

한자를 천천히 따라 써 보세요.

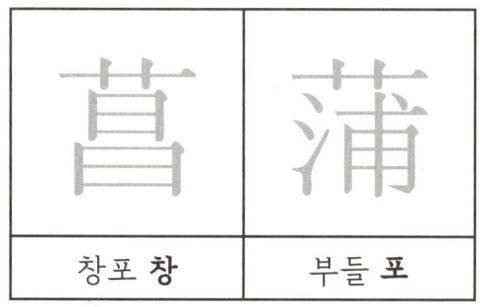

菖	蒲
창포 **창**	부들 **포**

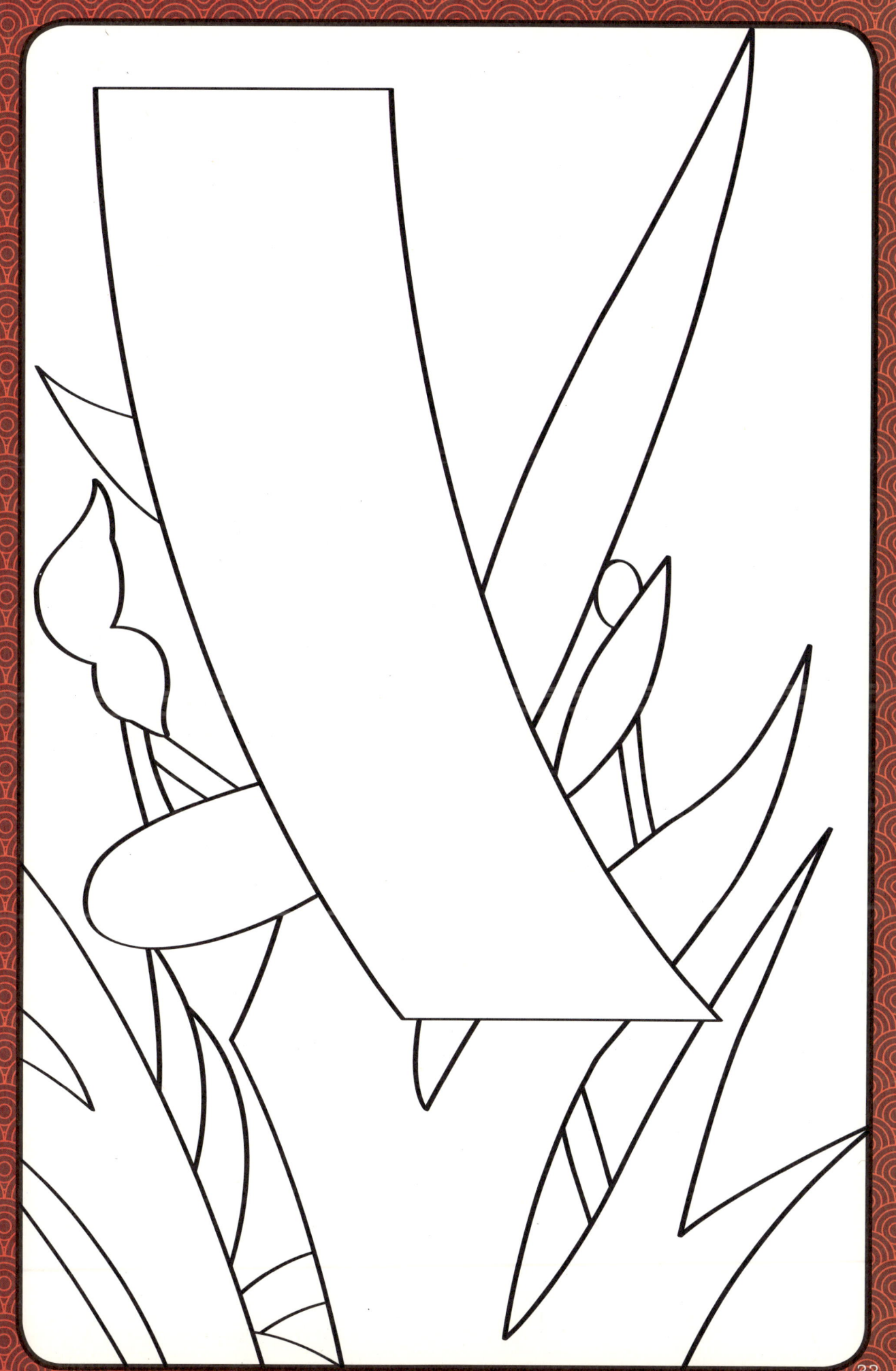

6月 모란

모란에 나비

牡丹 | 한국에서는 장미로 알려져 있지만 이 꽃은 모란입니다.
모란은 고귀한 이미지를 갖는 꽃 중의 제왕으로 불립니다.
모란은 향기가 없는 꽃이나 나비가 찾아오듯이 손님이 많이 찾아
오기 바라는 바람이 담겨있다고도 합니다.

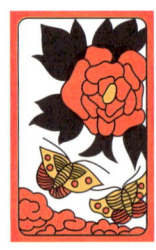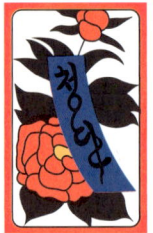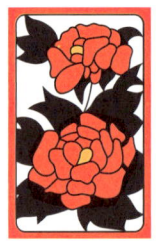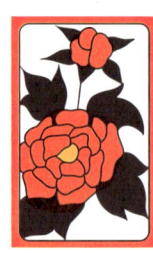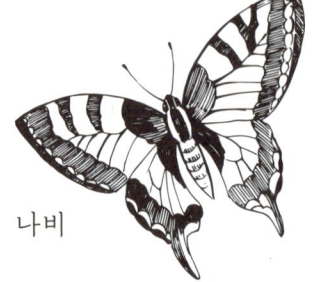

나비

10점짜리 모란과 나비, 5점짜리 청단, 그리고 0점짜리 2장의 피

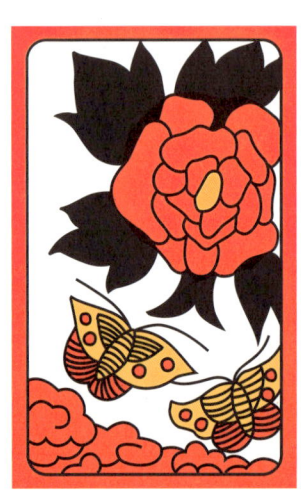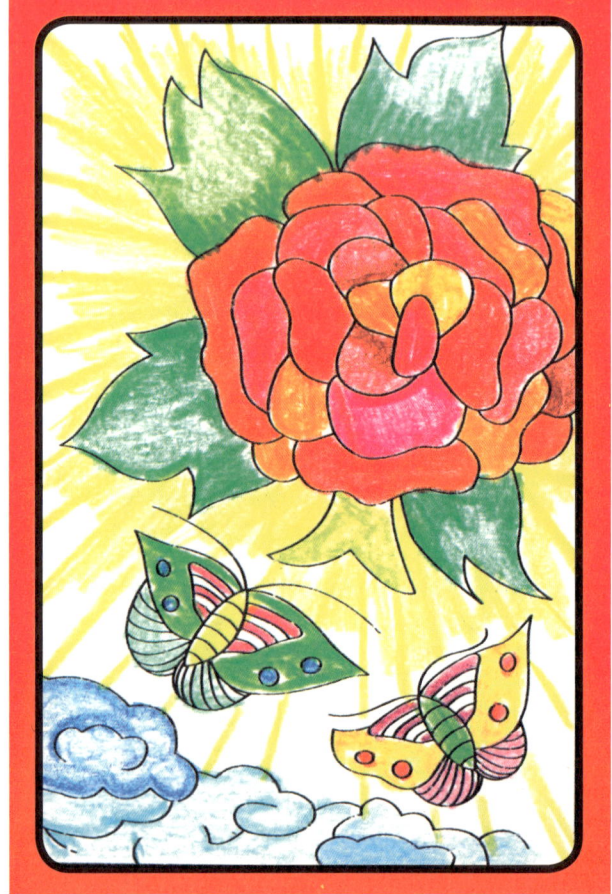

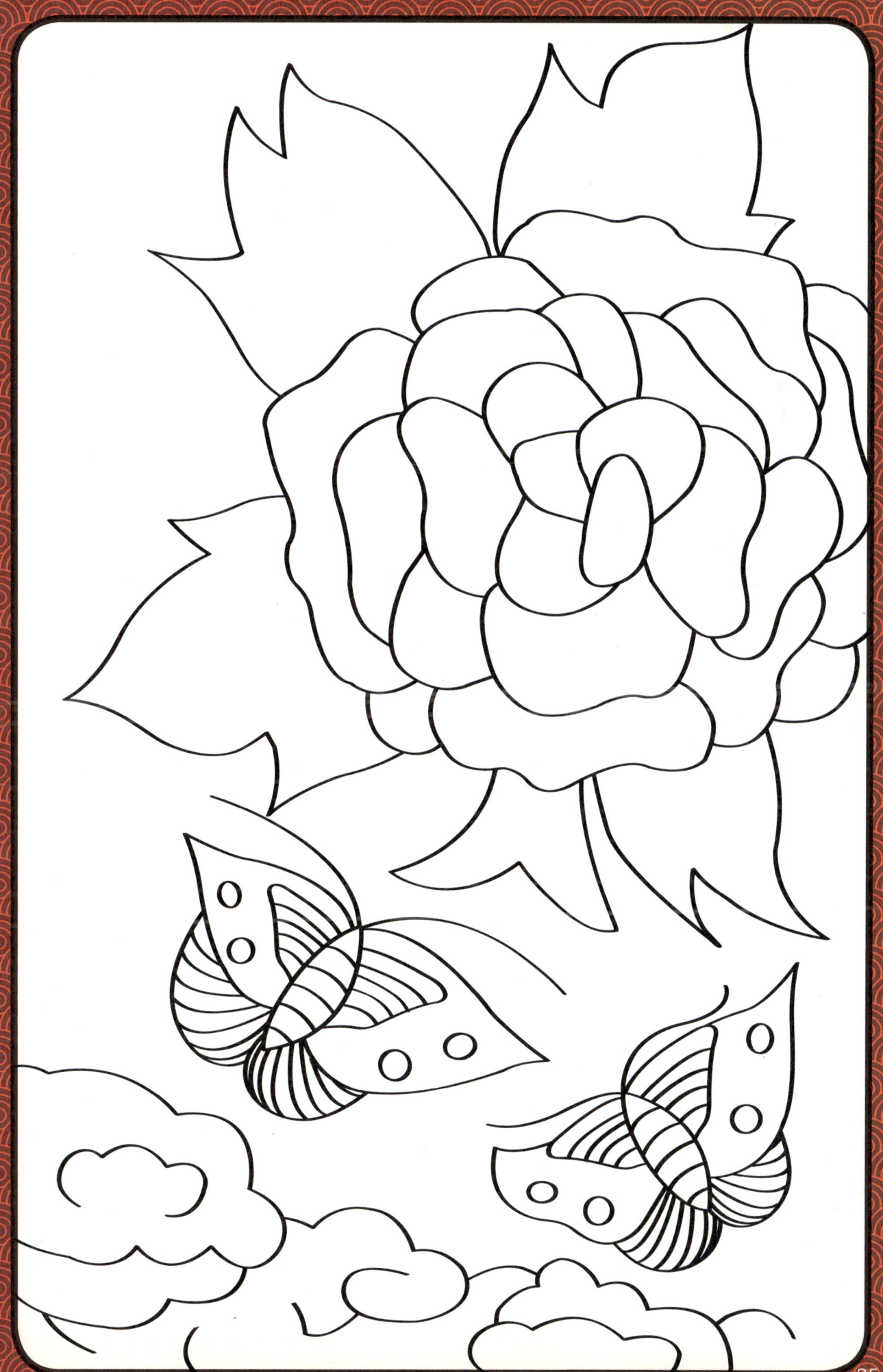

6월

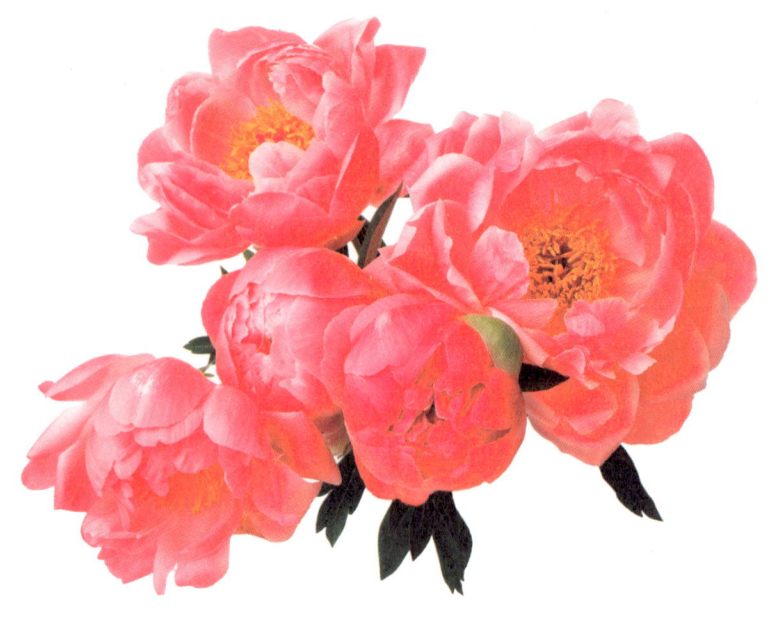

여름의 시작 6월.
여름 과일 중 가장 좋아하는 과일은 무엇인지요?
그 맛은 어떤가요?

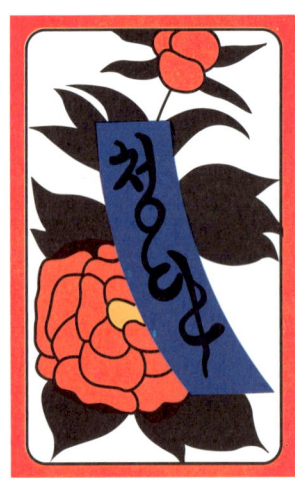

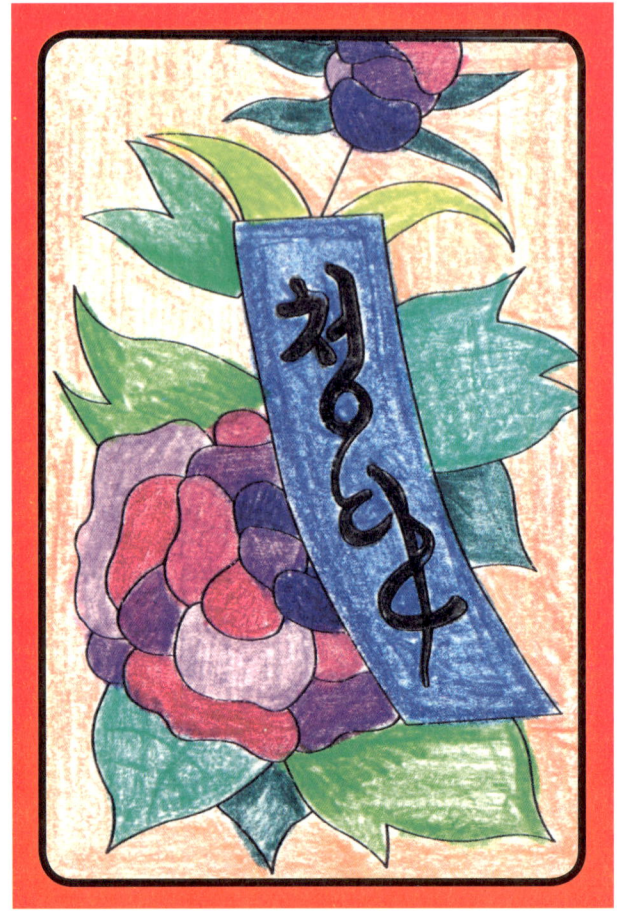

한자를 천천히 따라 써 보세요.

牡	丹
수컷 **모**	붉을 **단**

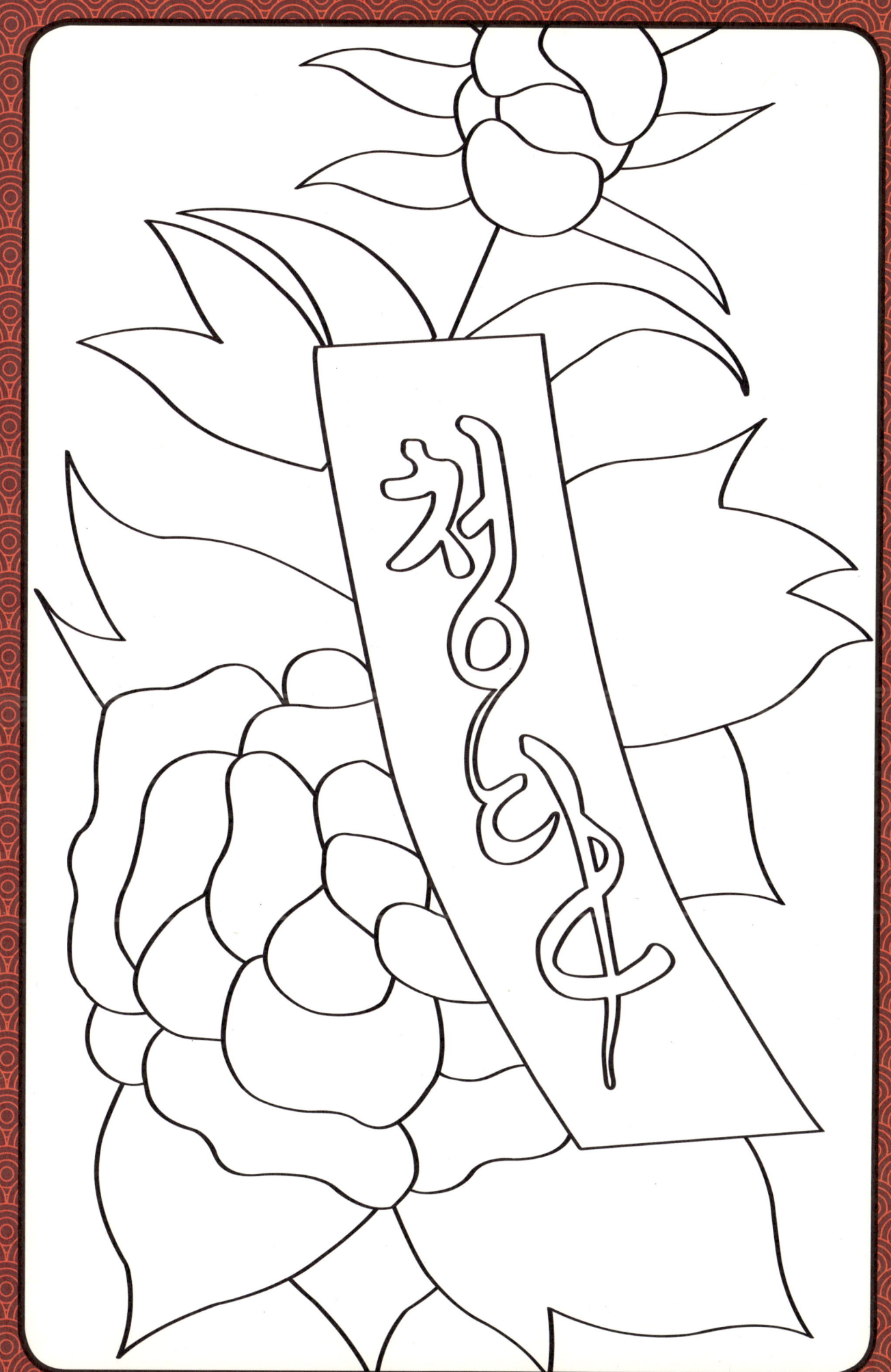

기억력

짝 맞추기

화투를 보고 짝이 되는 사진과 연결해 보세요.

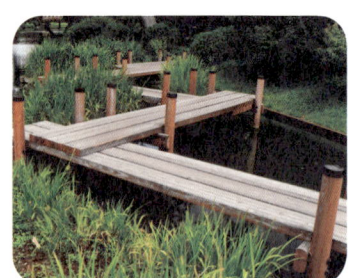
목재 다리

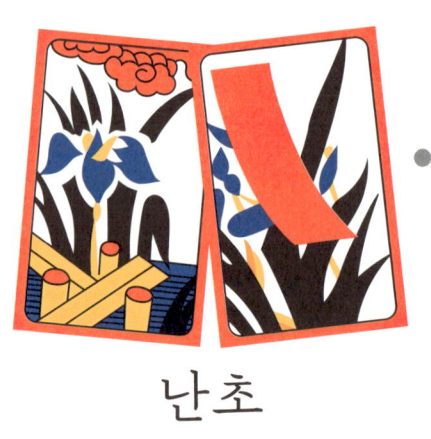
난초

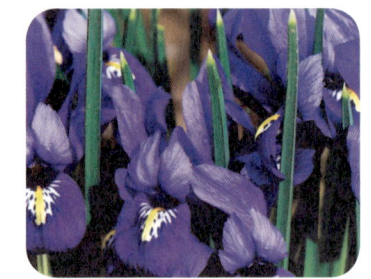
창포

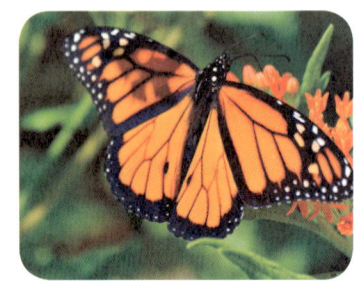
나비

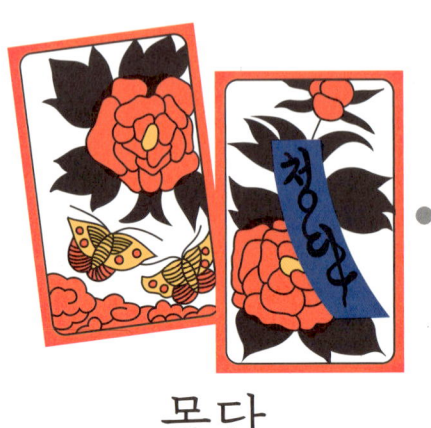
목단

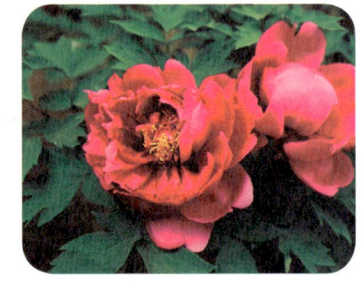
모란

주의집중력
다른 그림 찾기

①번 그림과 ②번 그림의 다른 5곳을 찾아보세요.

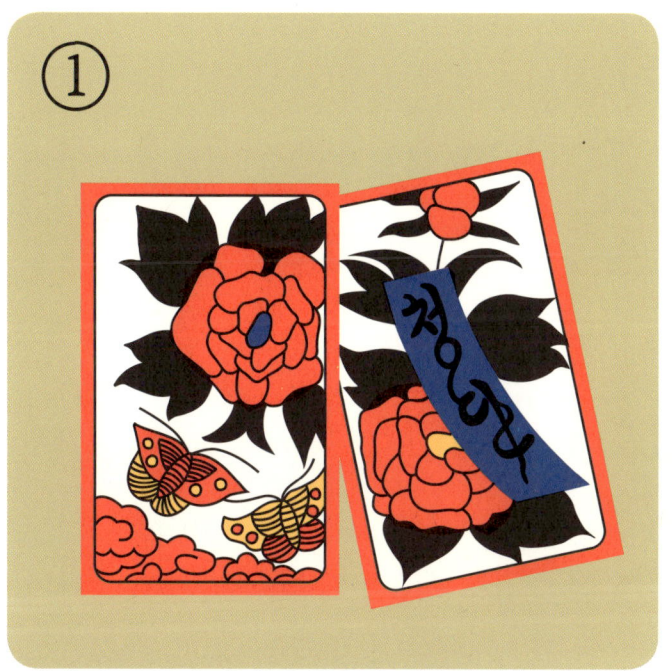
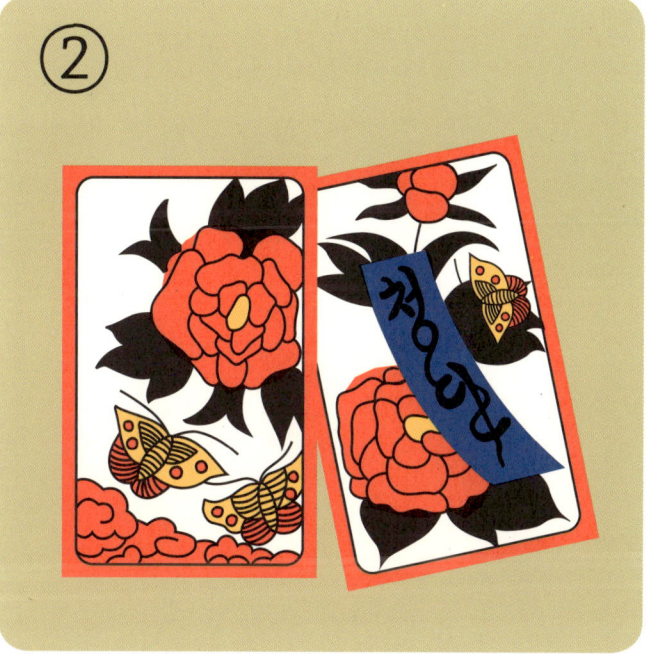

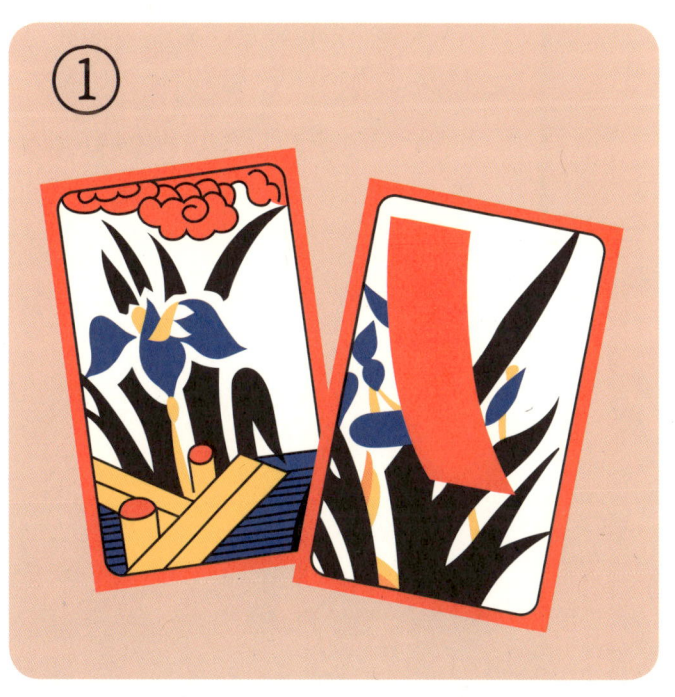
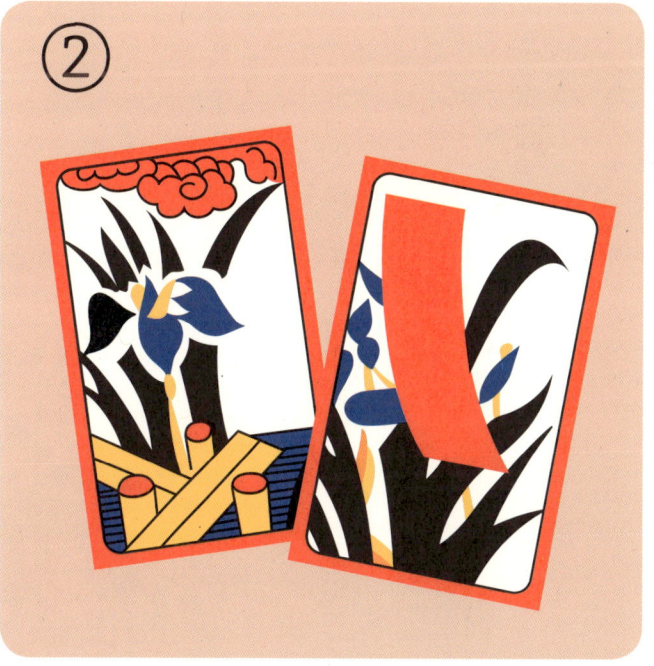

7月 홍싸리

싸리나무에 멧돼지

萩 | 그려진 나무는 싸리나무로 흑싸리와는 반대로 아래서 위로 올라가도록 놓는 것이 맞습니다.
일본에서 육식이 금지되었던 때, 사냥이 허용되었던 7월을 특별하게 여겨 화초 싸리 숲에서 멧돼지가 노는 모습이 그려지게 되었다고 합니다.

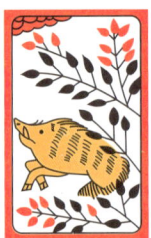 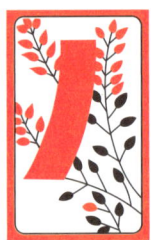 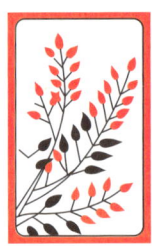 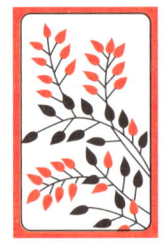 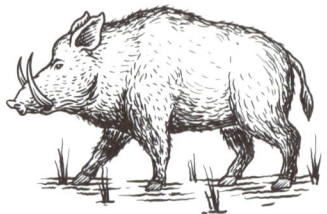

10점짜리 멧돼지, 5점짜리 초단, 그리고 0점짜리 2장의 피

멧돼지

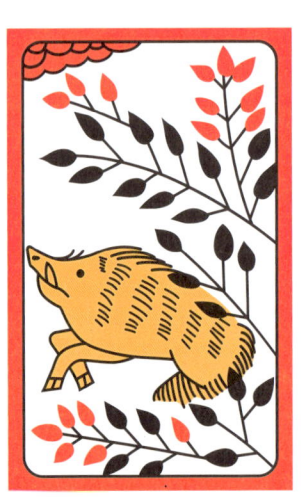 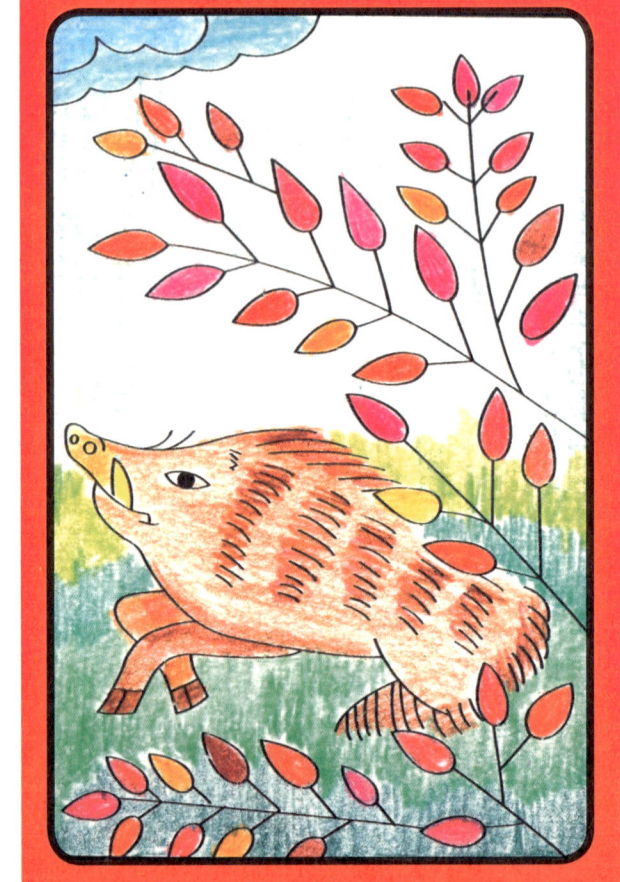

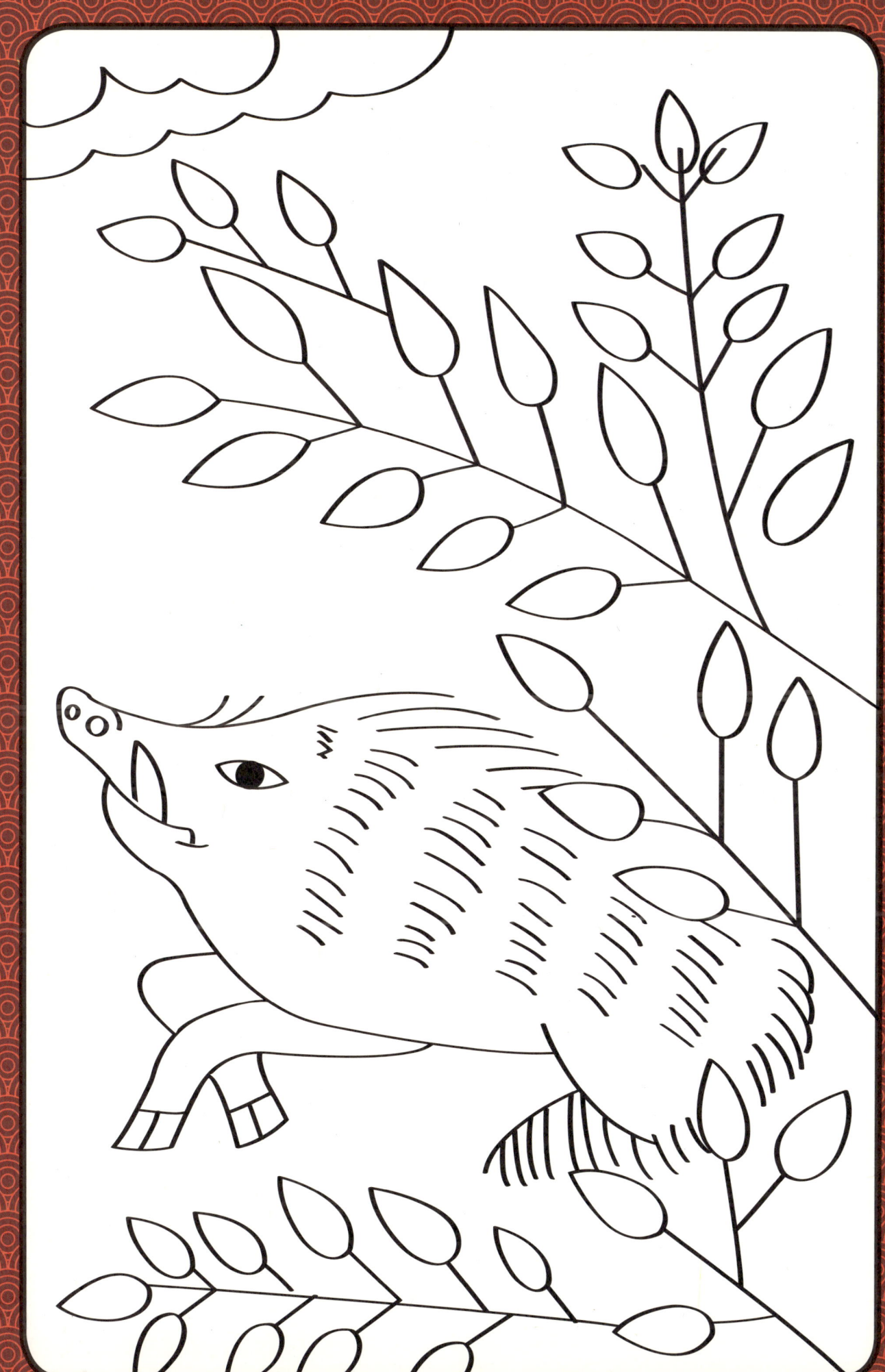

7월

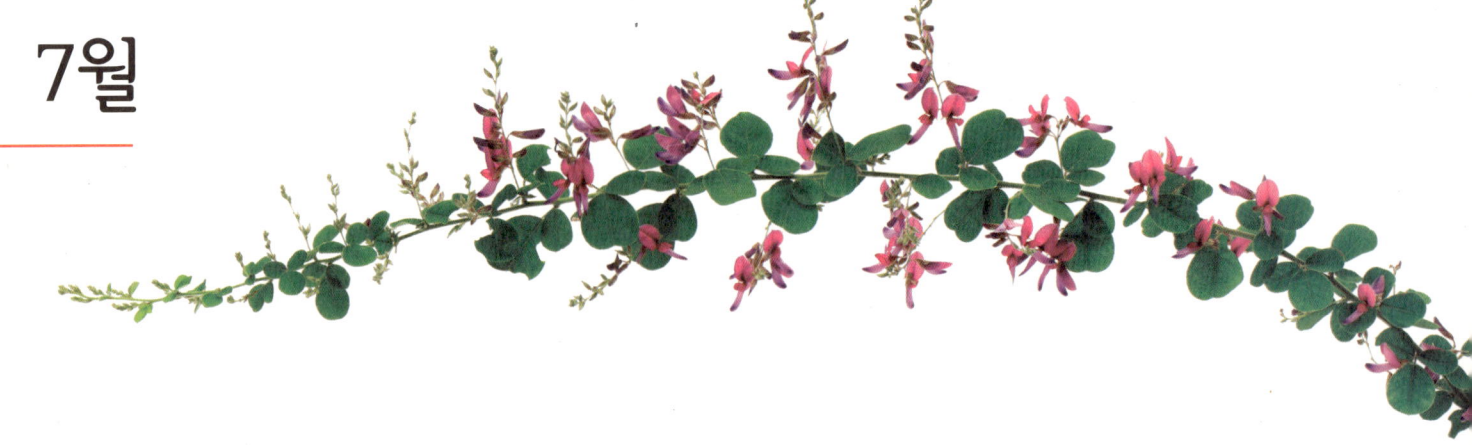

푹푹 찌는 7월.
더운 날, 더위를 피하기 위해 했던 일들을 기억해 보세요.

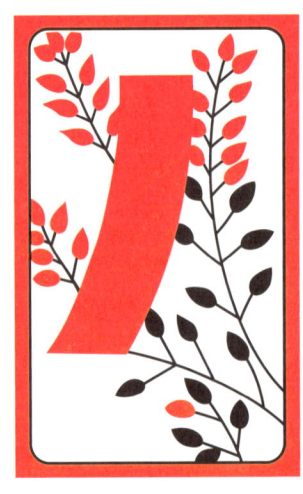

한자를 천천히 따라 써 보세요.

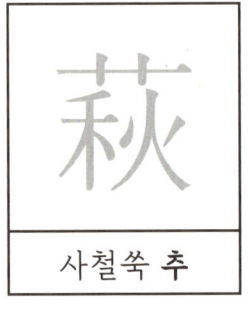

사철쑥 추

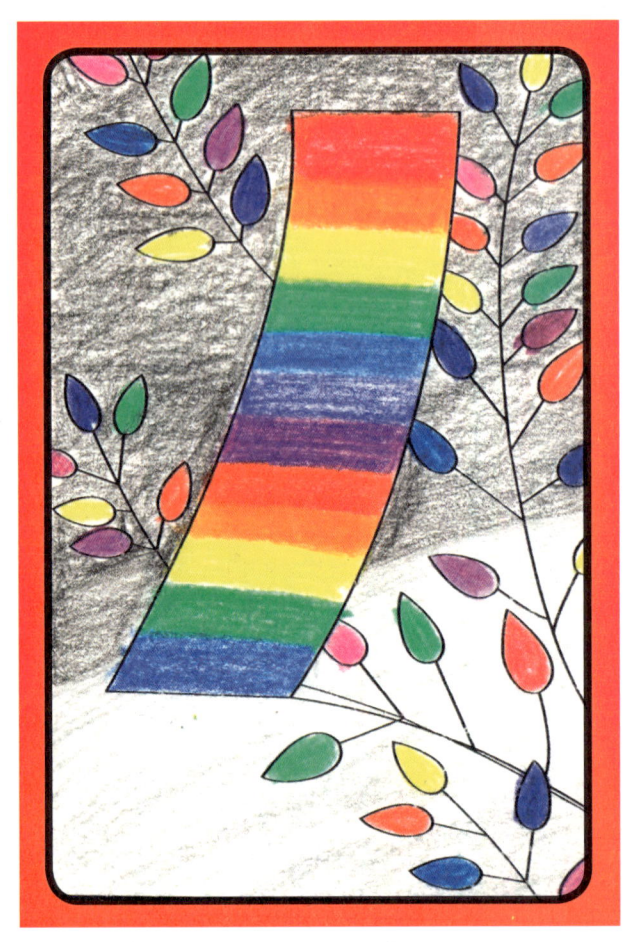

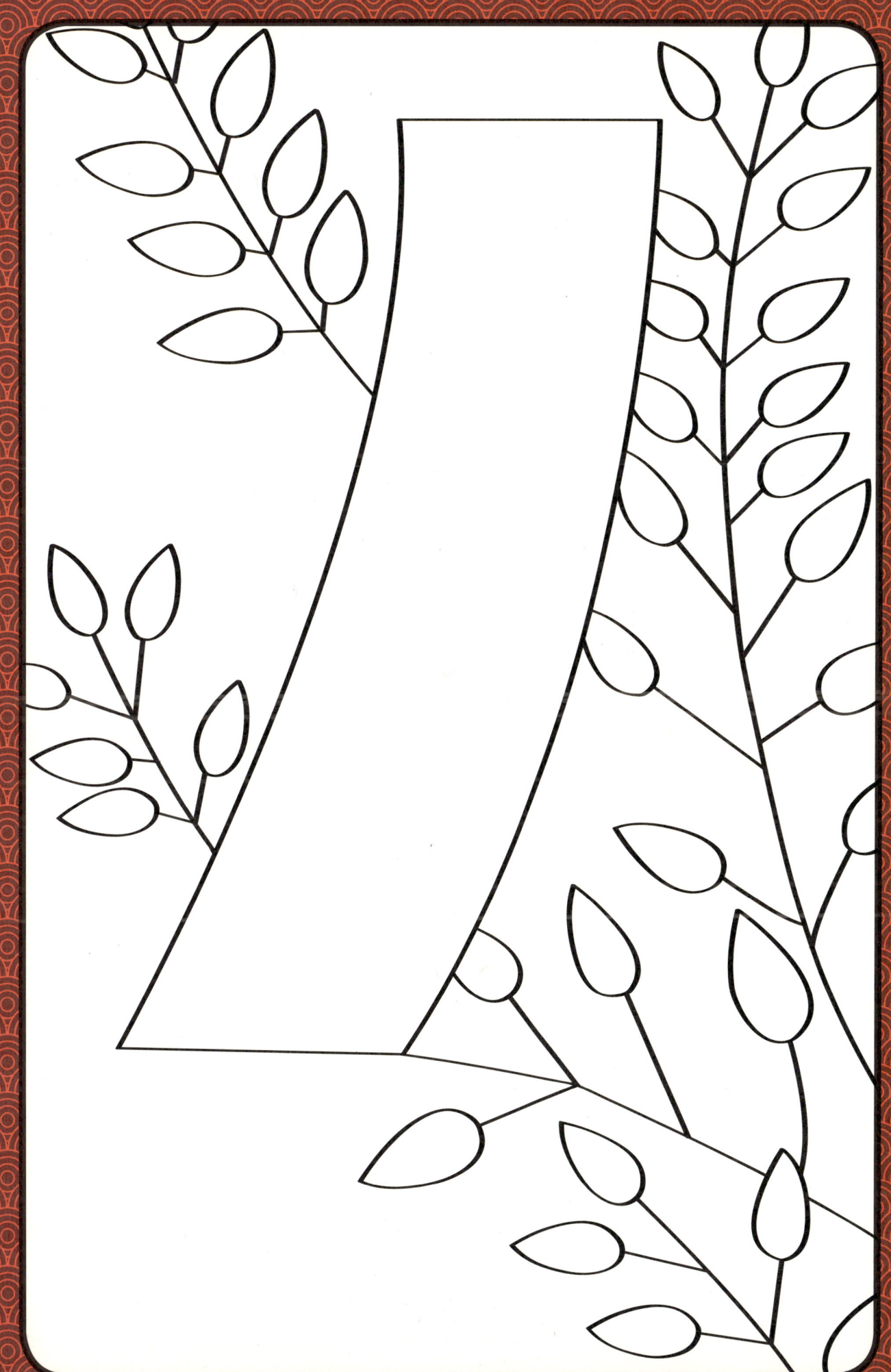

8月 공산

달밤에 기러기

空山 | 검게 그려진 산에 보름달이 떠있고 기러기 세 마리가 날아갑니다.
음력 8월 15일 보름달을 구경하며 소원을 비는 풍습이 있었으며 그맘때는 기러기가 대 이동을 하는 시기입니다.
한국 화투에는 억새풀이 없지만 일본 화투에는 억새풀이 그려져 있습니다.

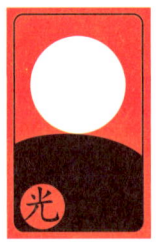 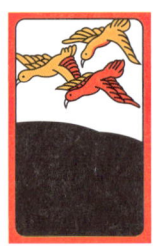   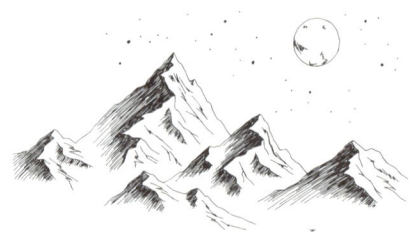

20점짜리 달(팔광), 10점짜리 기러기, 그리고 0점짜리 2장의 피

보름달

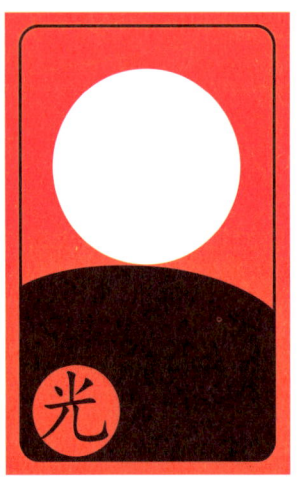

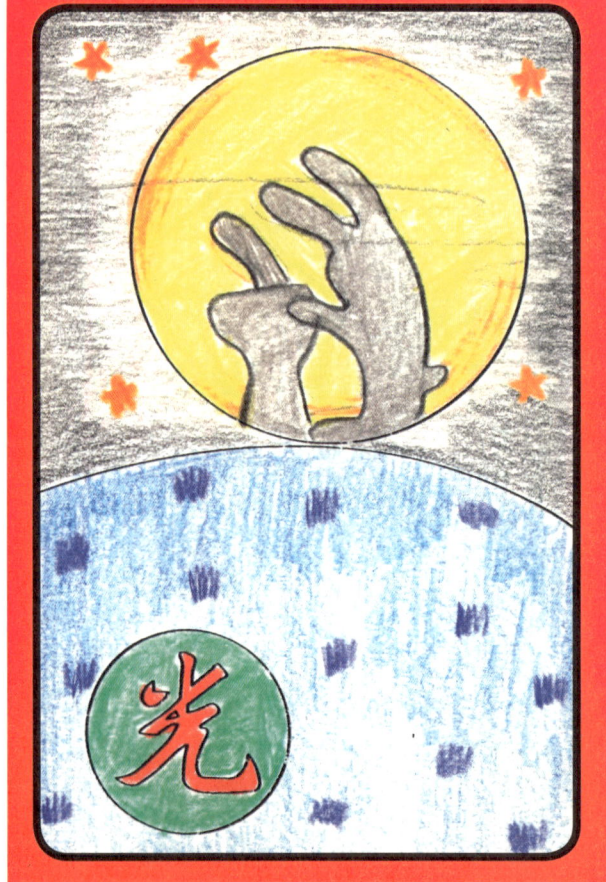

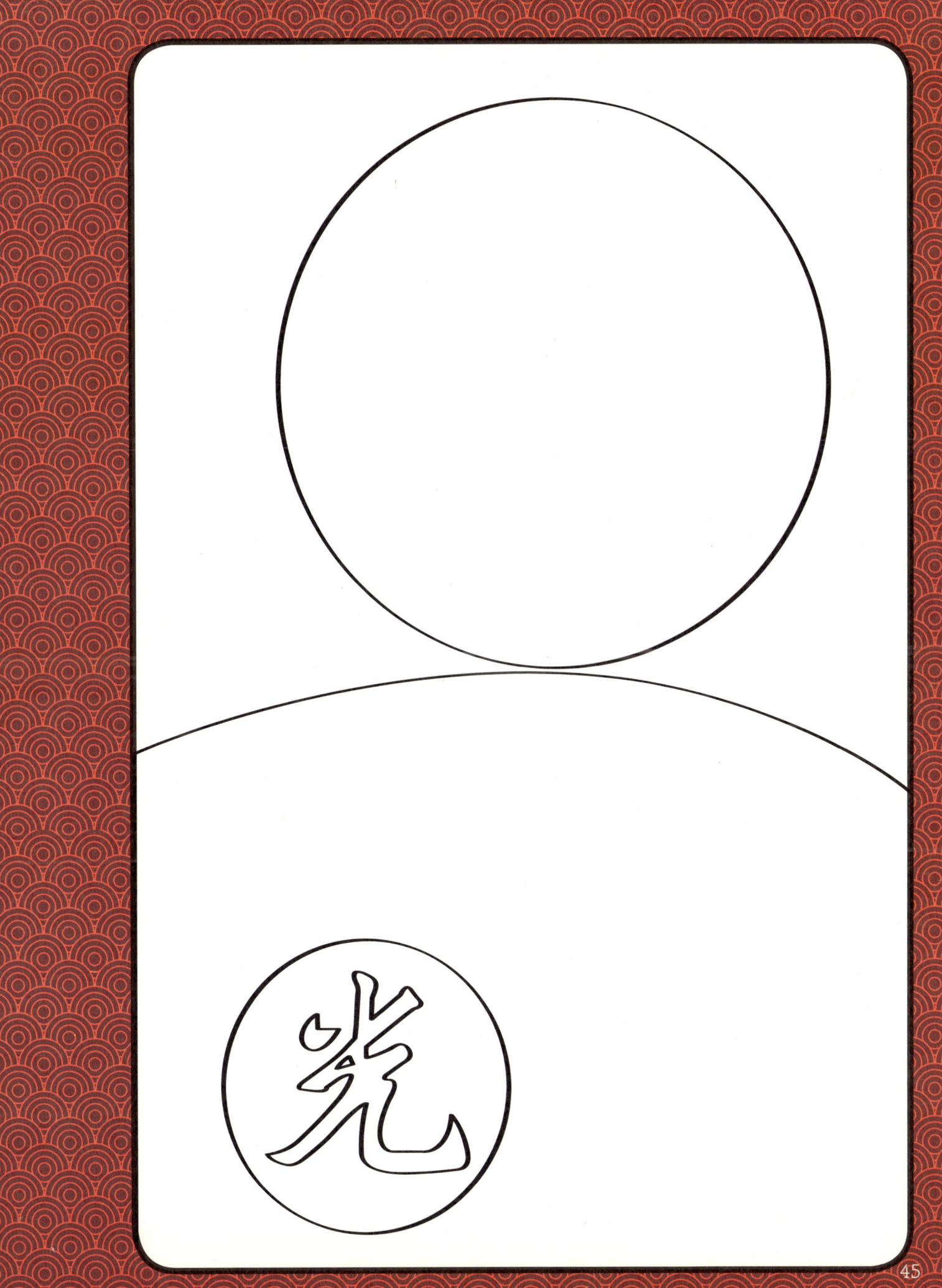

8월

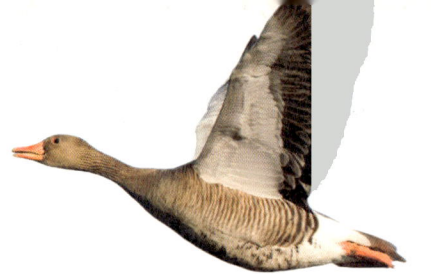
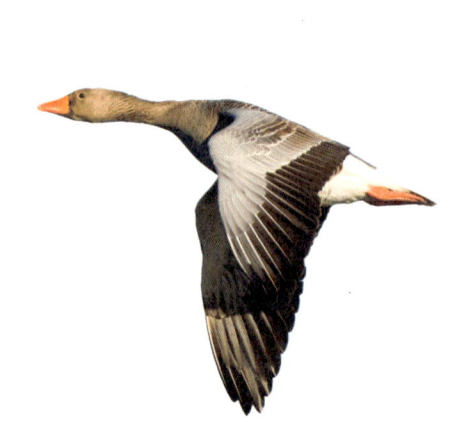
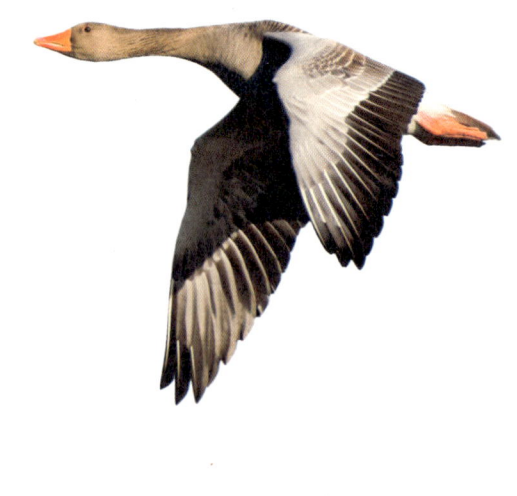

여름의 절정 8월.
피서 갔던 장소와 추억을 떠올려보세요.

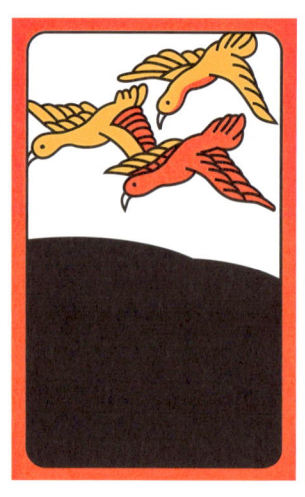
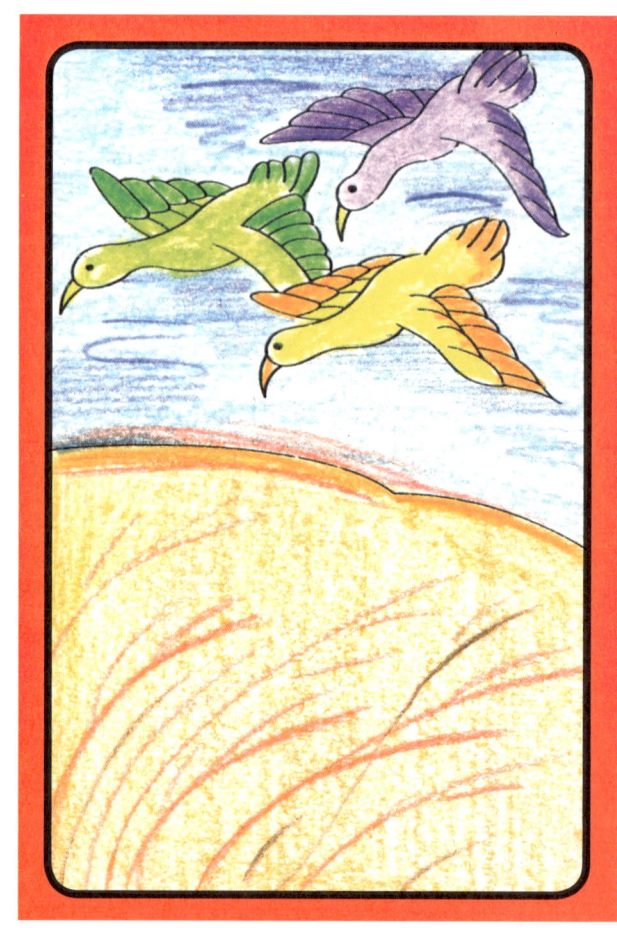

한자를 천천히 따라 써 보세요.

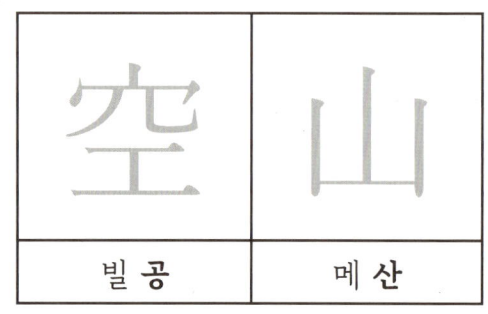

空	山
빌 공	메 산

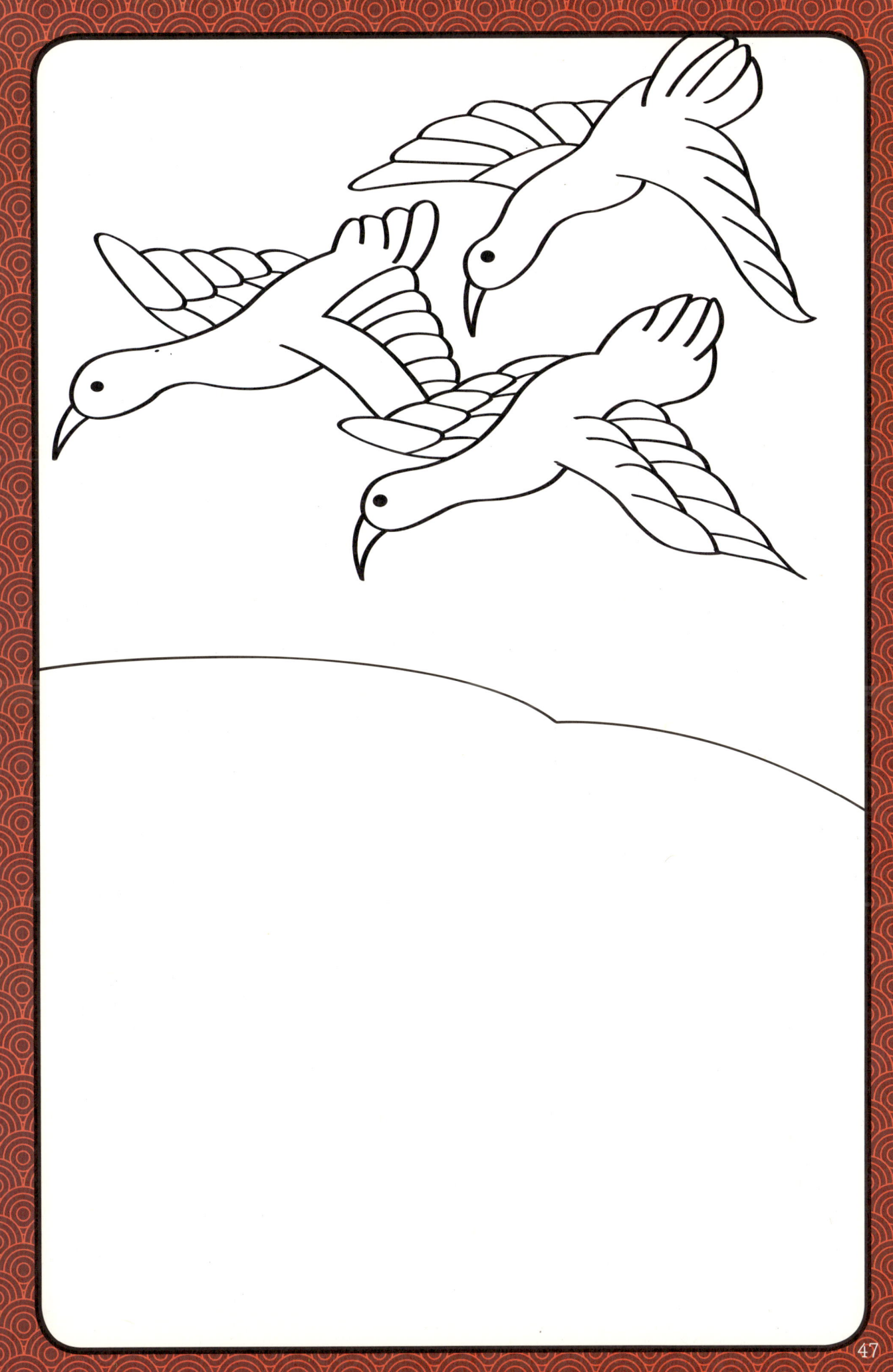

기억력
짝 맞추기

화투를 보고 짝이 되는 사진과 연결해 보세요.

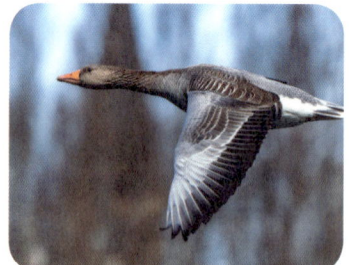
기러기

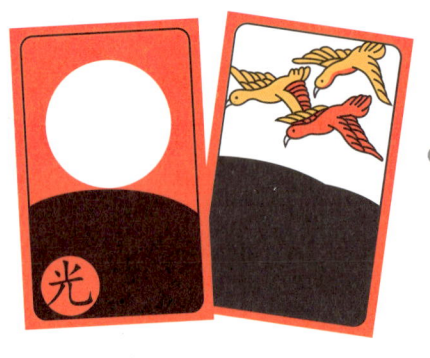
공산

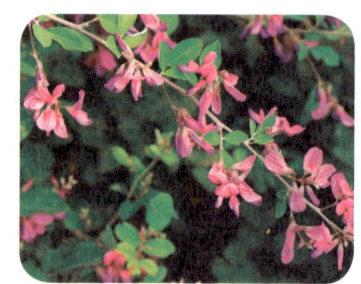
싸리나무

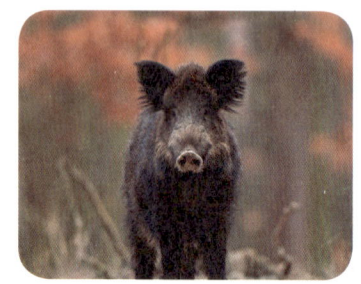
멧돼지

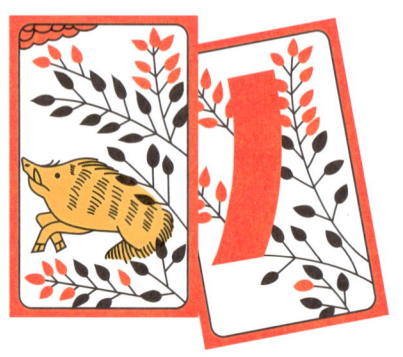
홍싸리

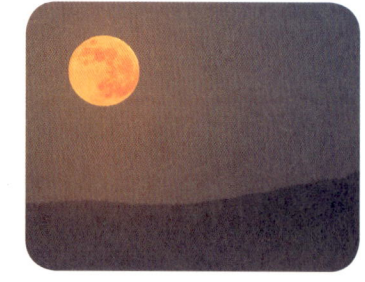
보름달

주의집중력
다른 그림 찾기

①번 그림과 ②번 그림의 다른 5곳을 찾아보세요.

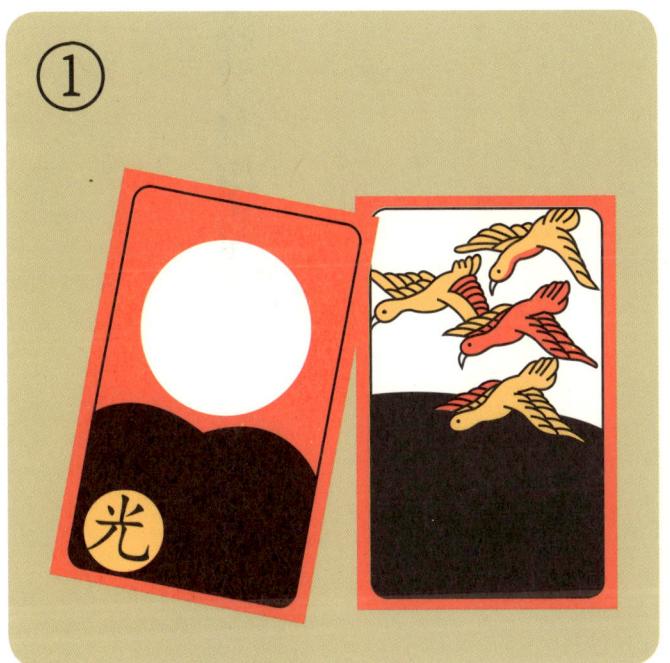 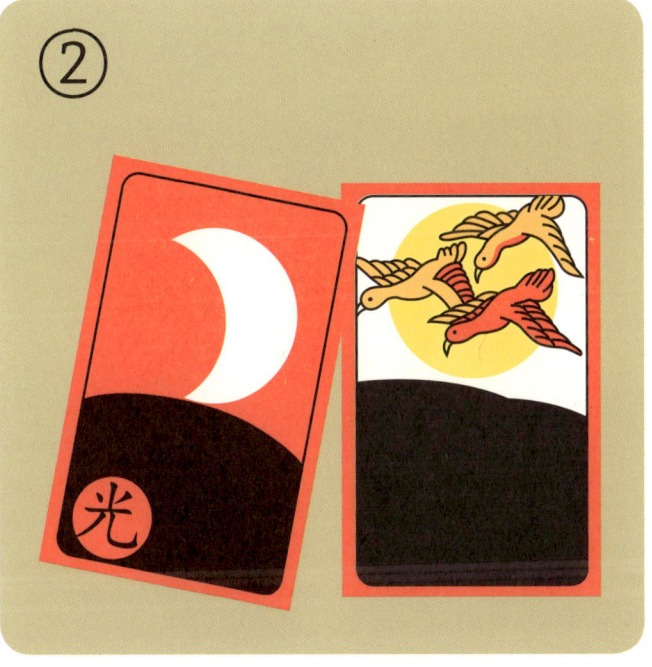

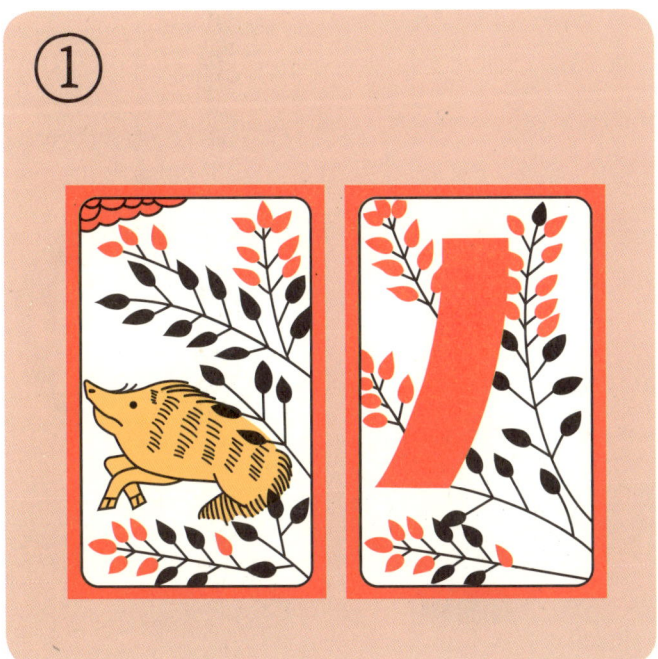 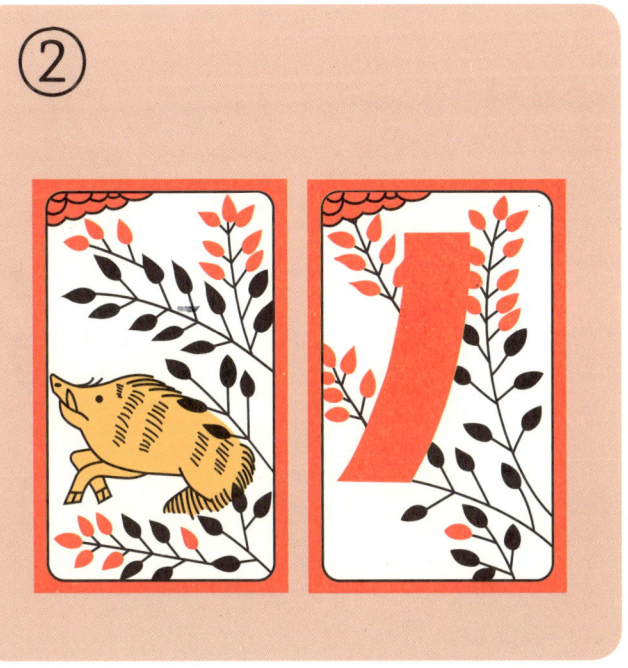

주의집중력
부분 그림 찾기

부분 그림을 찾아 줄로 이어보세요.

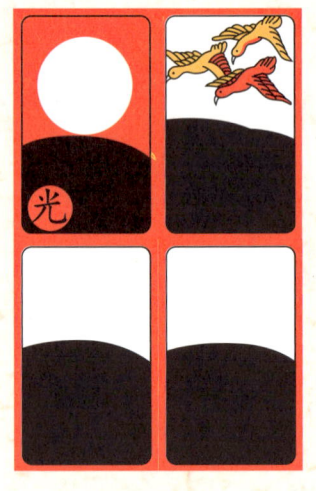 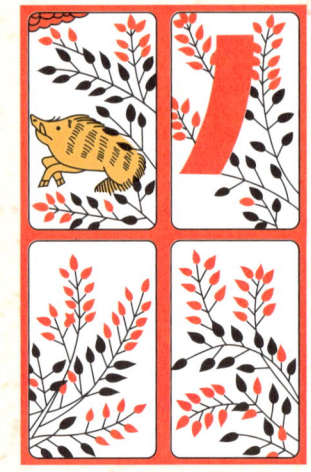 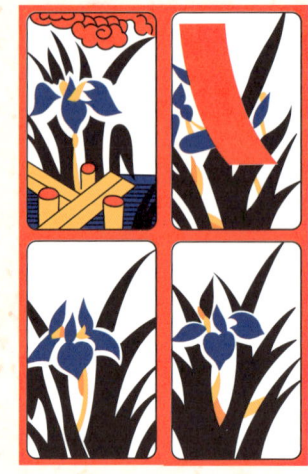 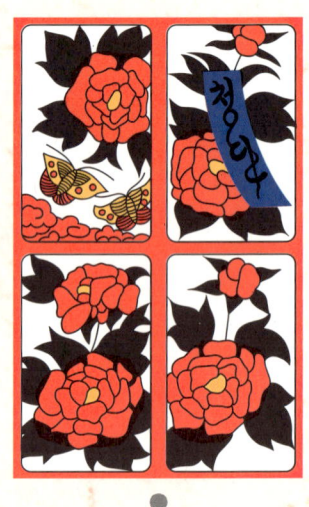

 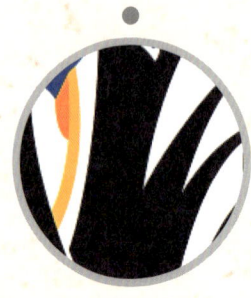  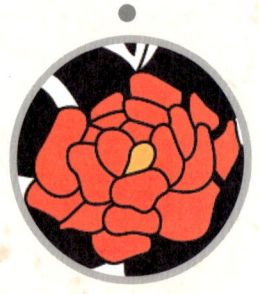

언어력

끝말잇기

주어진 단어의 끝 말을 시작으로 알맞은 단어를 이어보세요.

① 기러기　기 — ⬜ — ⬜ — ⬜

② 멧돼지　지 — ⬜ — ⬜ — ⬜

③ 창포　포 — ⬜ — ⬜ — ⬜

④ 나비　비 — ⬜ — ⬜ — ⬜

51

9月 국진

국화에 술잔

菊 | 가을을 대표하듯 국화꽃과 술잔이 그려져 있습니다.
9월은 국화축제가 열립니다. 국화주를 흐르는 물 위에 띄워 잔이 자기에게 돌아오기 전에 시 한수를 읊지 못하면 벌주를 마시는 풍습을 그렸습니다.
9월 9일 중앙절에는 술에 국화꽃을 넣어 마시며 무병장수를 기원합니다.

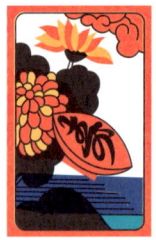 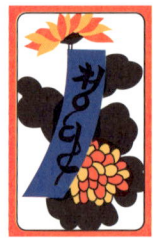 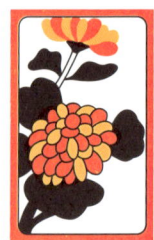 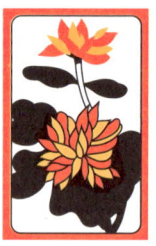 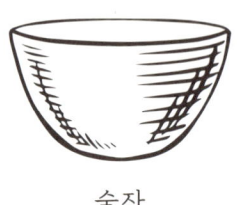

술잔

10점짜리 국화꽃과 술잔, 5점짜리 청단, 그리고 0점짜리 2장의 피

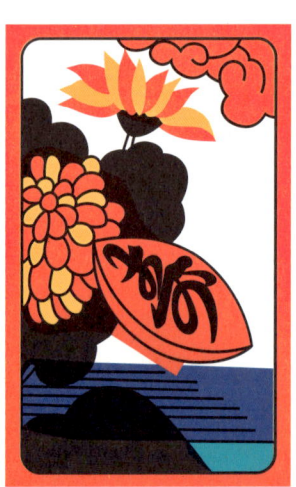 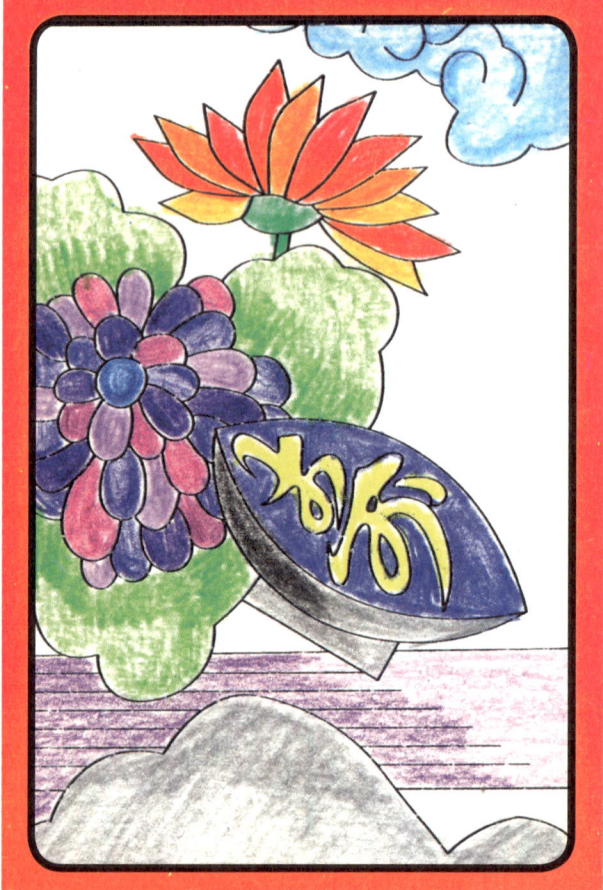

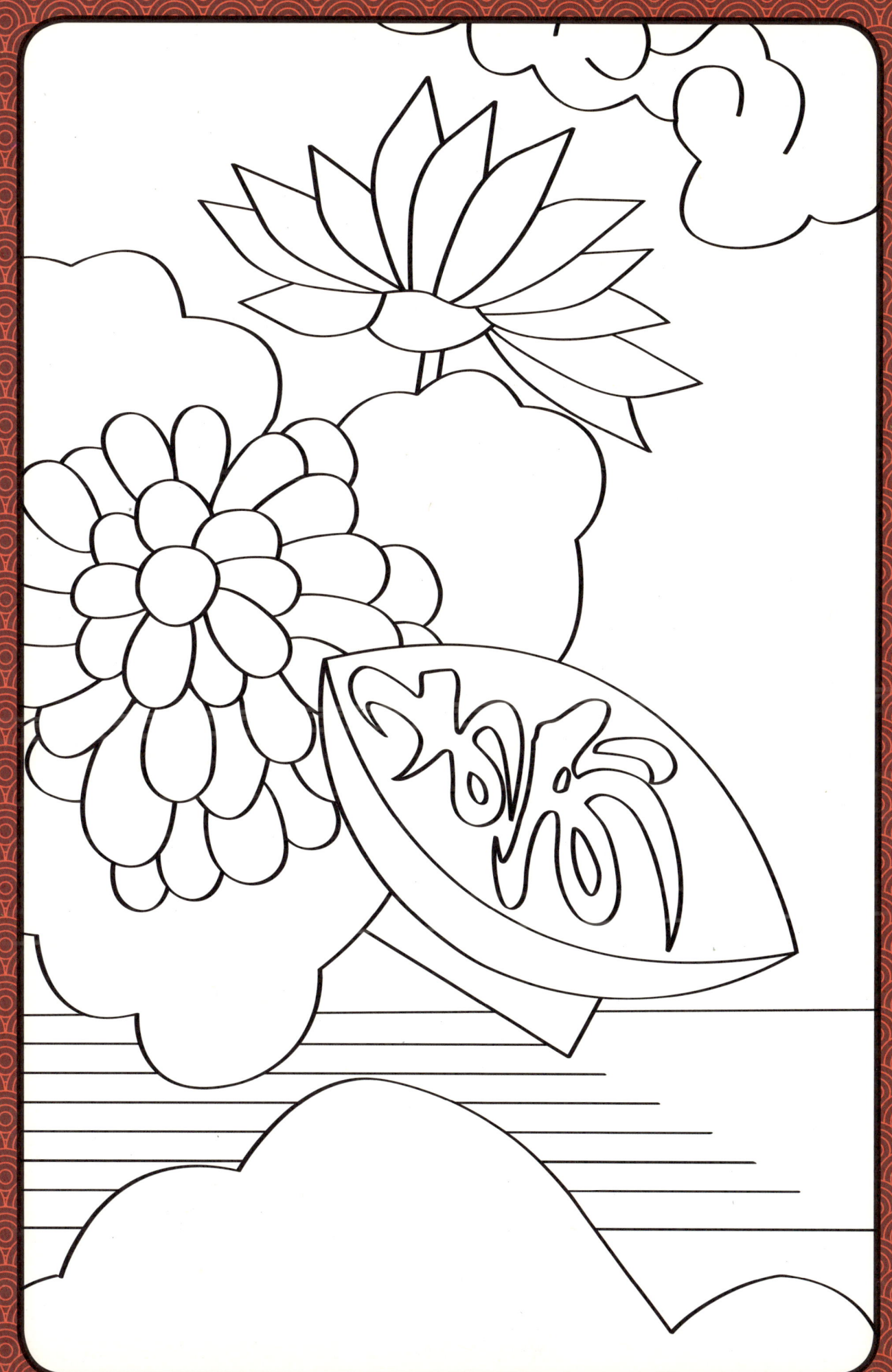

9월

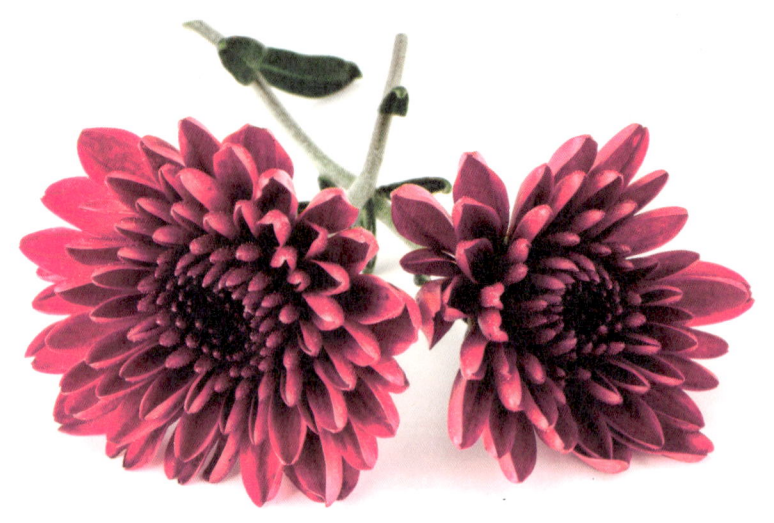

여름과 가을을 잇는 9월.
추석 때 먹었던 음식과 추억을 들려주세요.

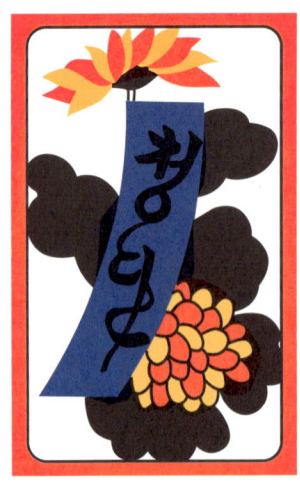

한자를 천천히 따라 써 보세요.

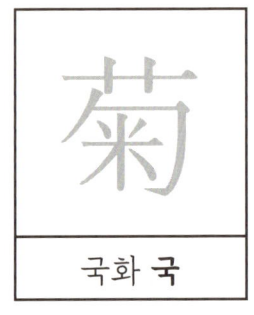

국화 **국**

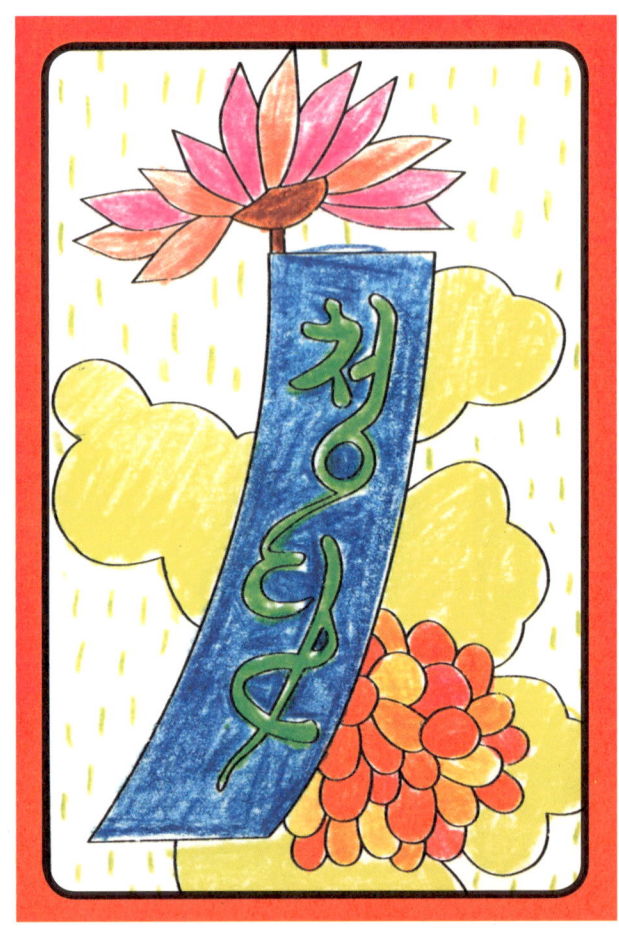

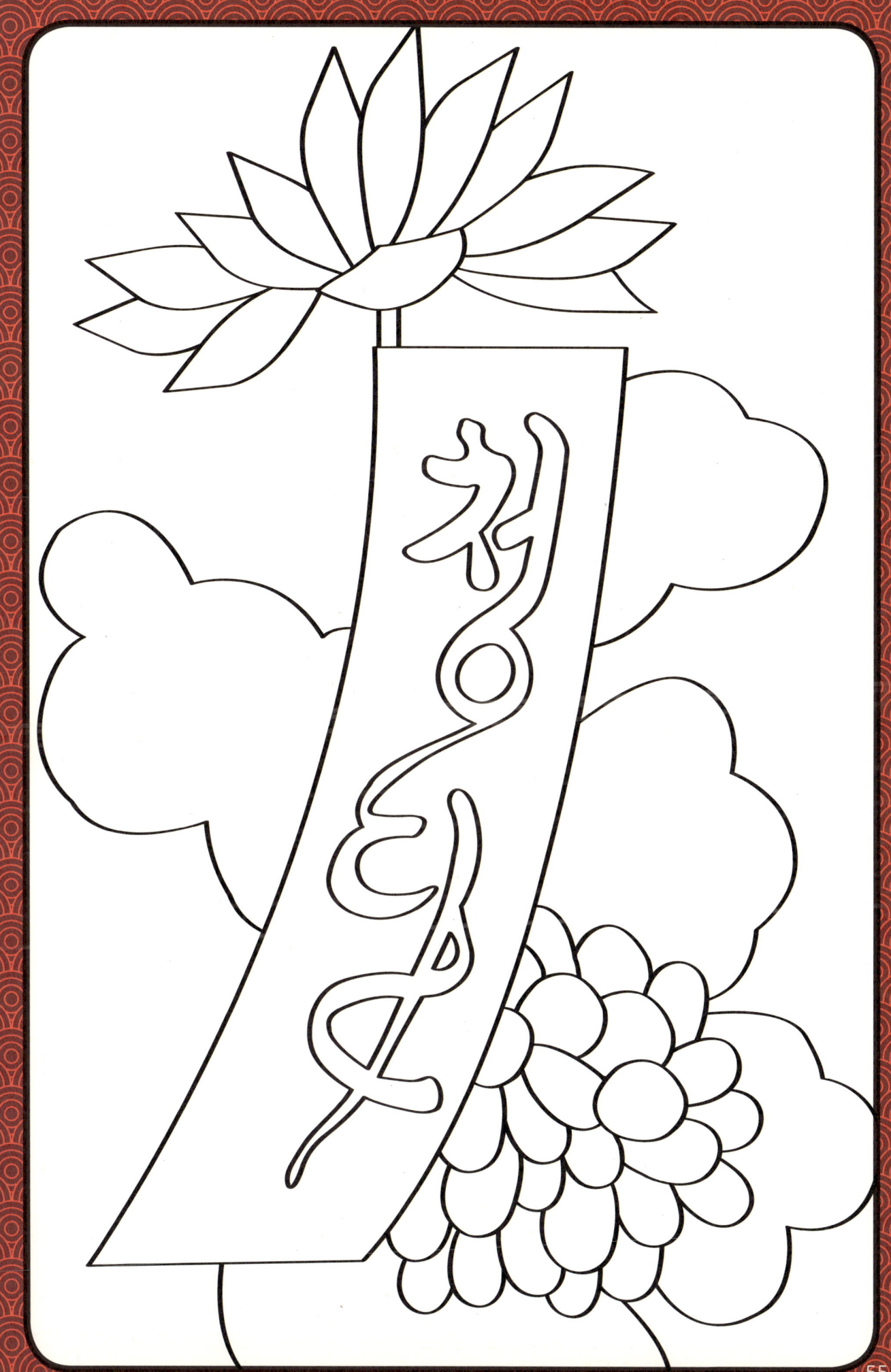

10月 단풍

단풍에 사슴

丹楓 | 음력 10월은 일본의 전통적 단풍놀이의 계절입니다.
본격적인 사슴 사냥철이기도 하기에 사슴이 그려지게 되었습니다.
깊은 가을, 서로의 짝을 찾는 사슴의 울음소리가 들리는 듯해 가을의 쓸쓸함을 더하게 합니다.

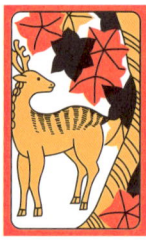 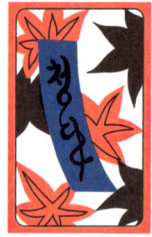 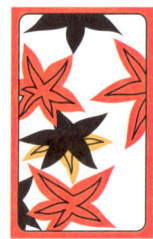 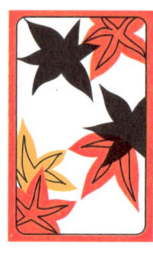 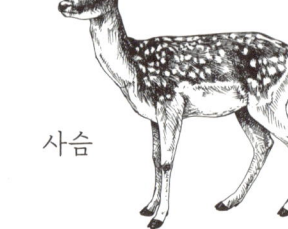

사슴

10점짜리 사슴, 5점짜리 청단, 그리고 0점짜리 2장의 피

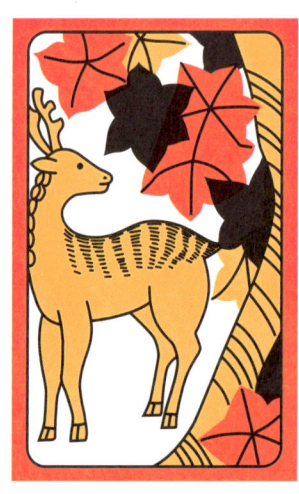 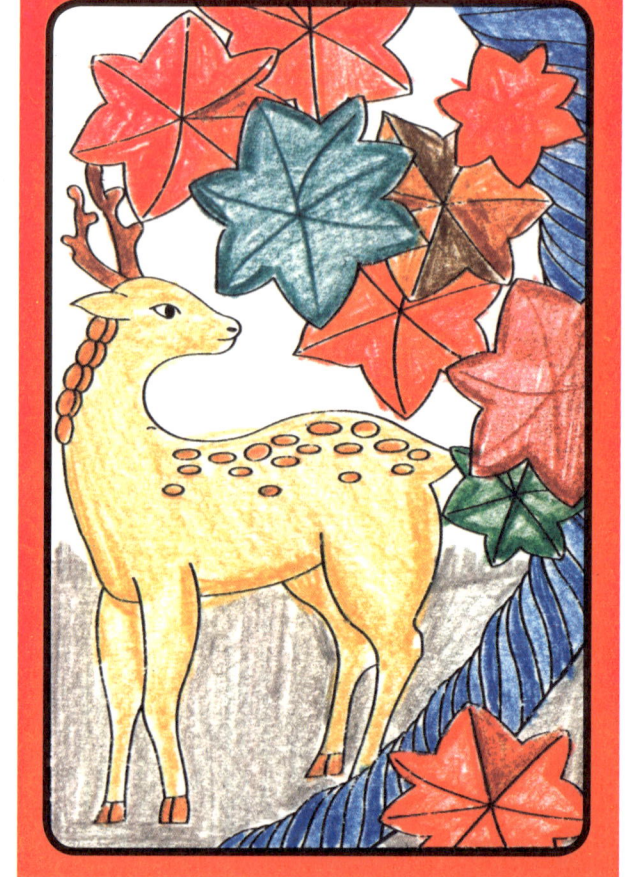

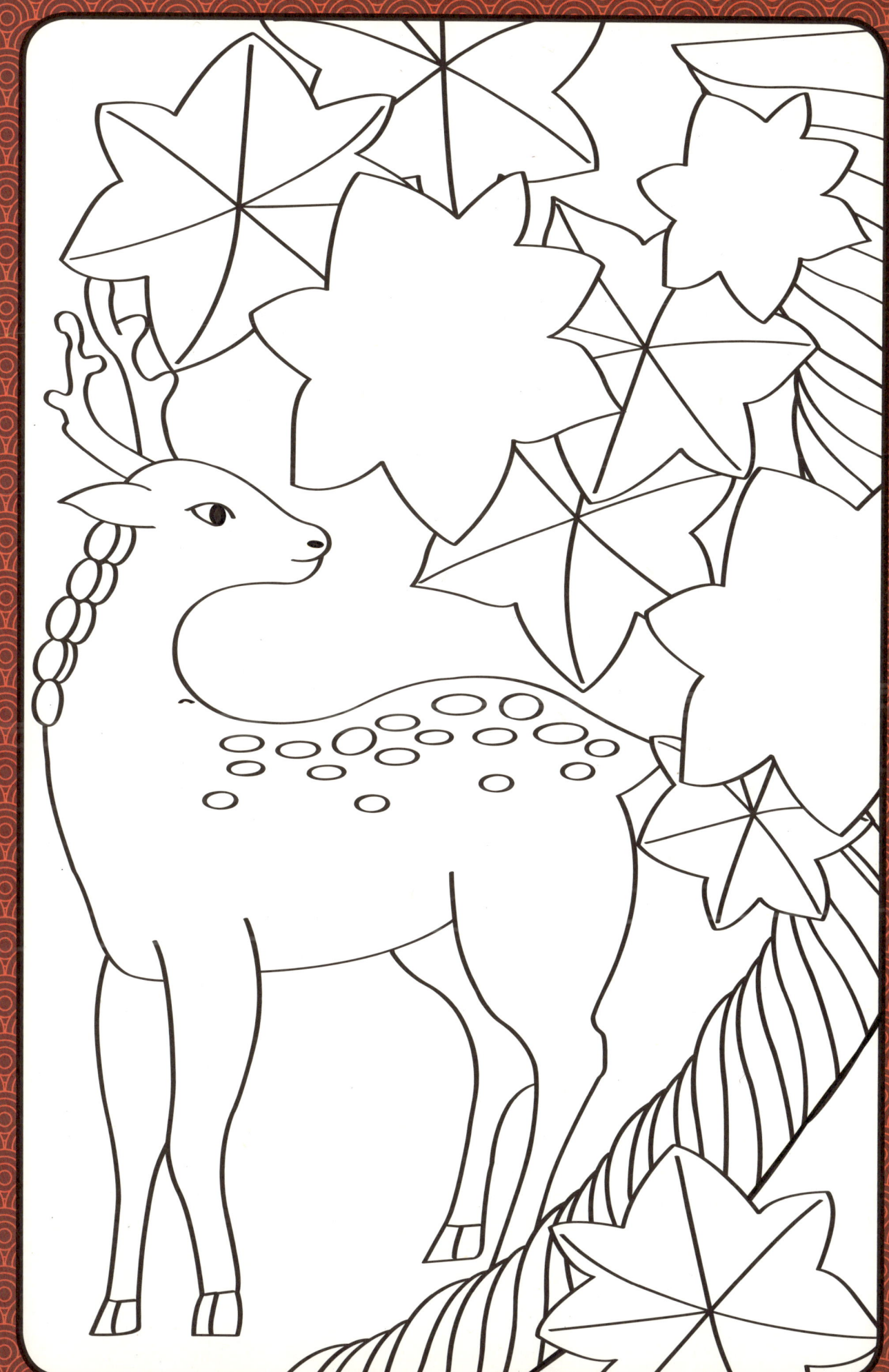

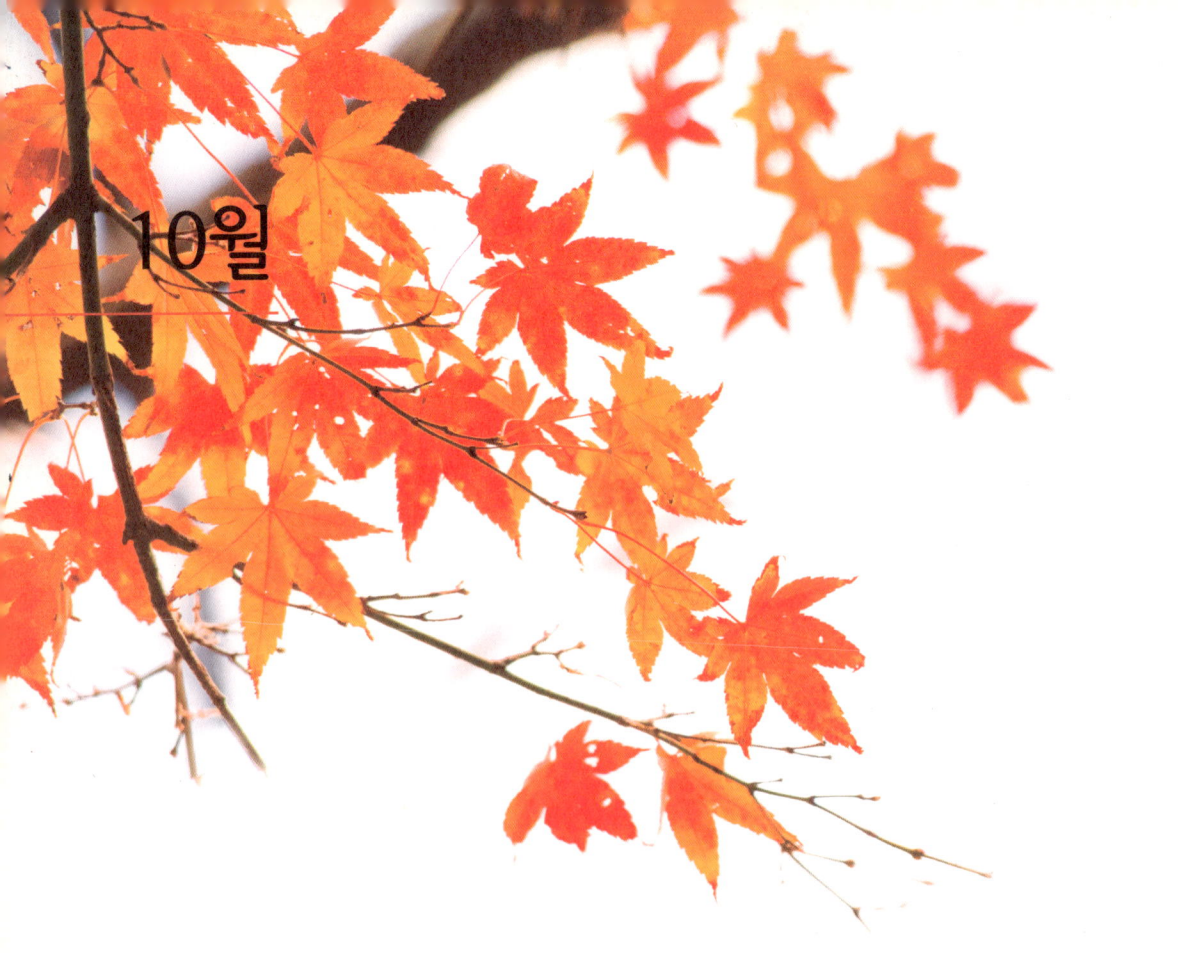

10월

잎이 떨어지는 10월.
가을을 좋아하나요? 그 이유는 무엇인가요?

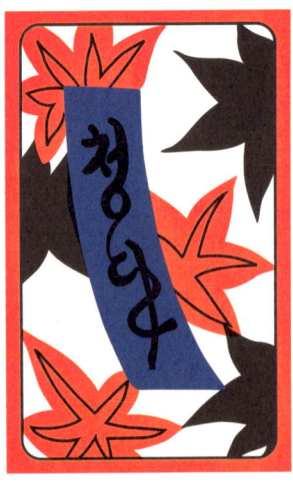

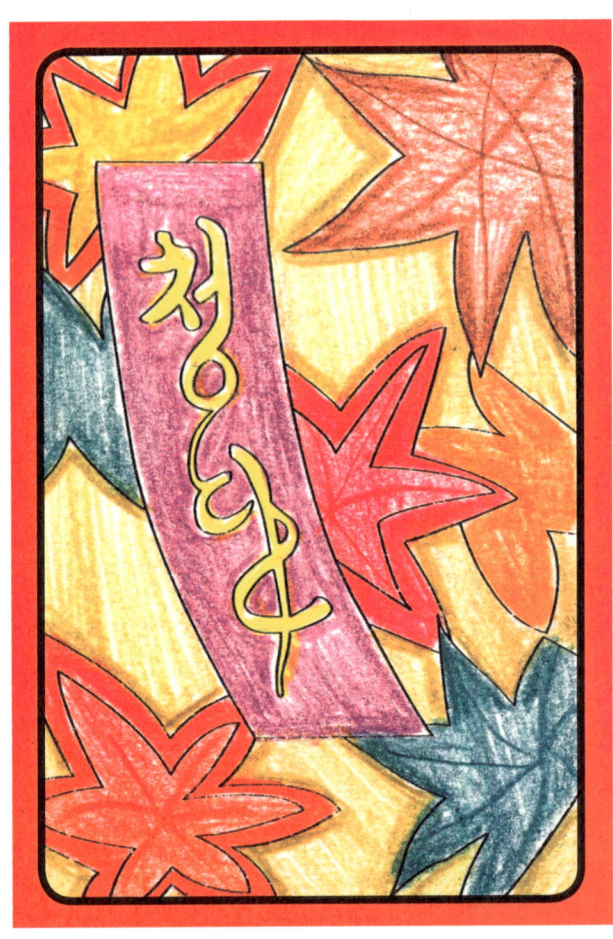

한자를 천천히 따라 써 보세요.

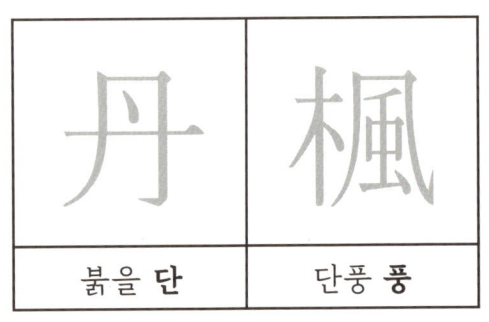

丹	楓
붉을 **단**	단풍 **풍**

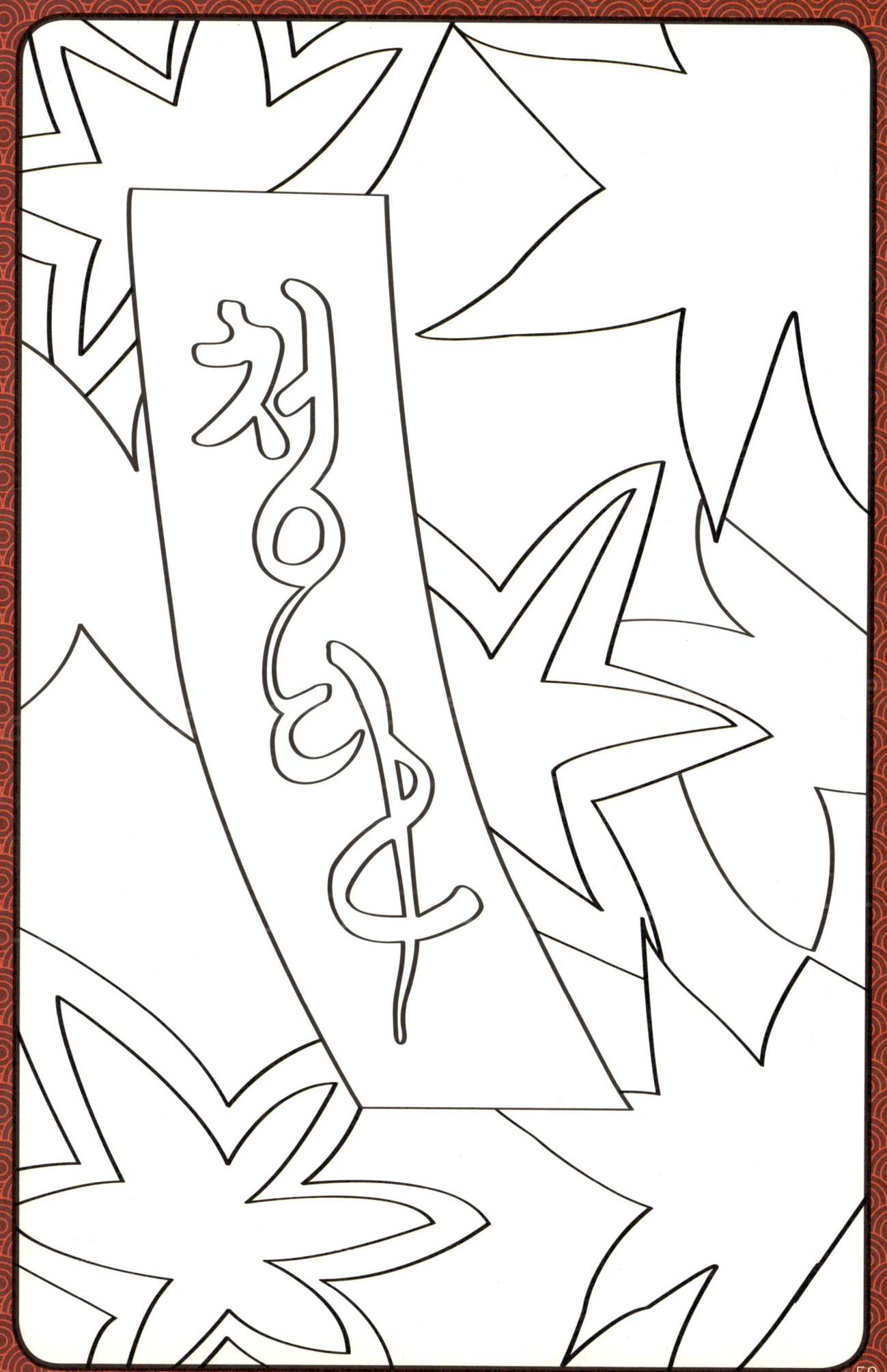

기억력

짝 맞추기

화투를 보고 짝이 되는 사진과 연결해 보세요.

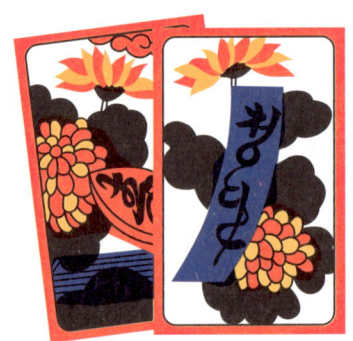

국진

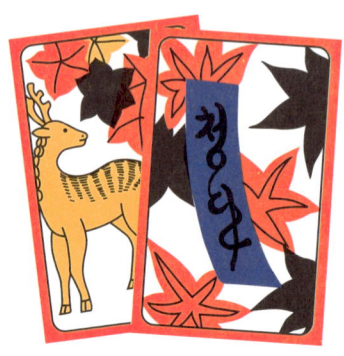

단풍

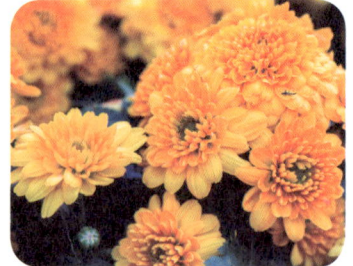

국화

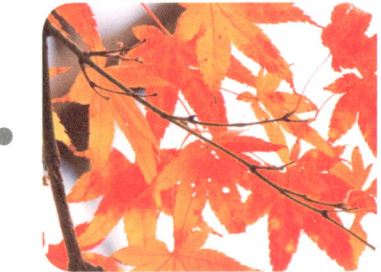

단풍

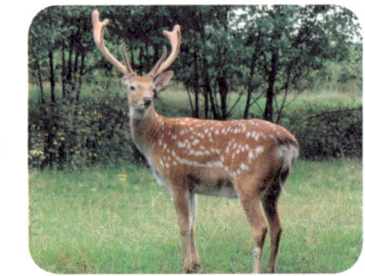

사슴

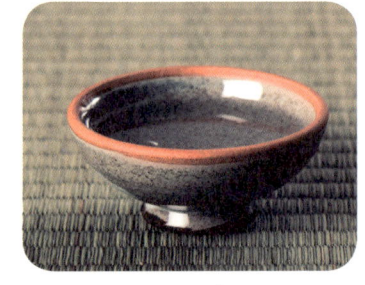

술잔

주의집중력
다른 그림 찾기

①번 그림과 ②번 그림의 다른 5곳을 찾아보세요.

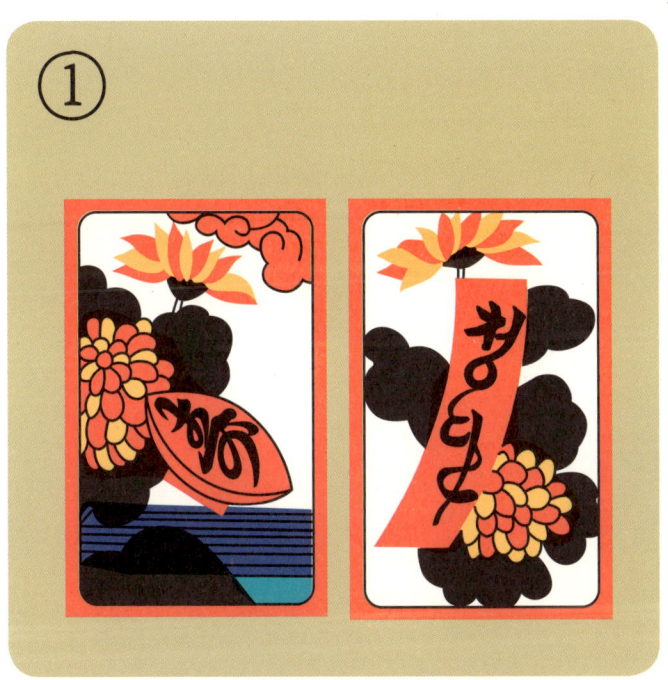
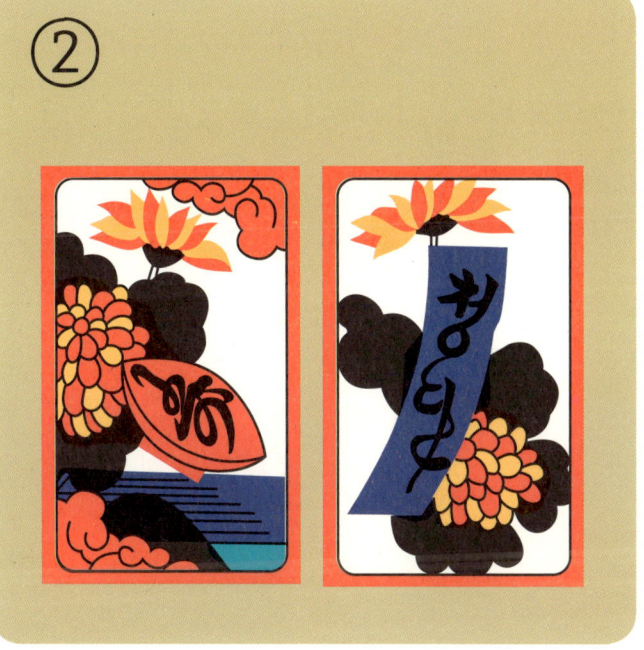
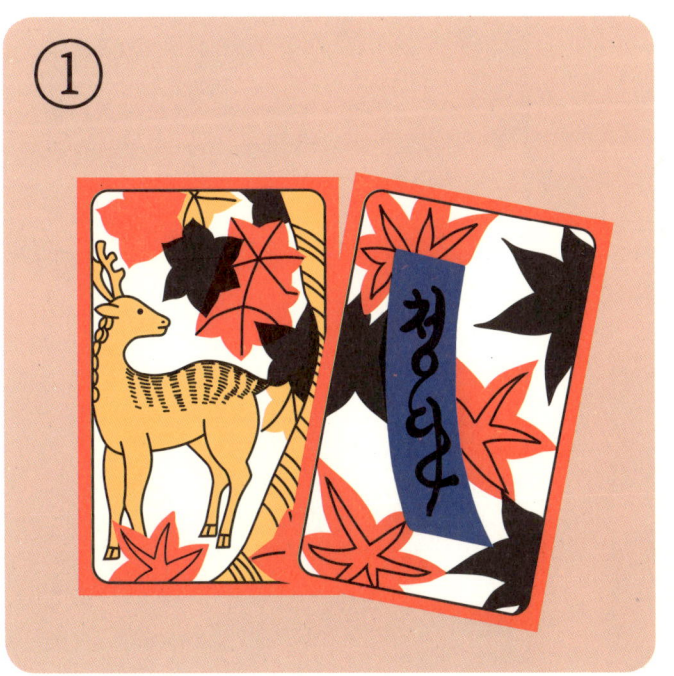
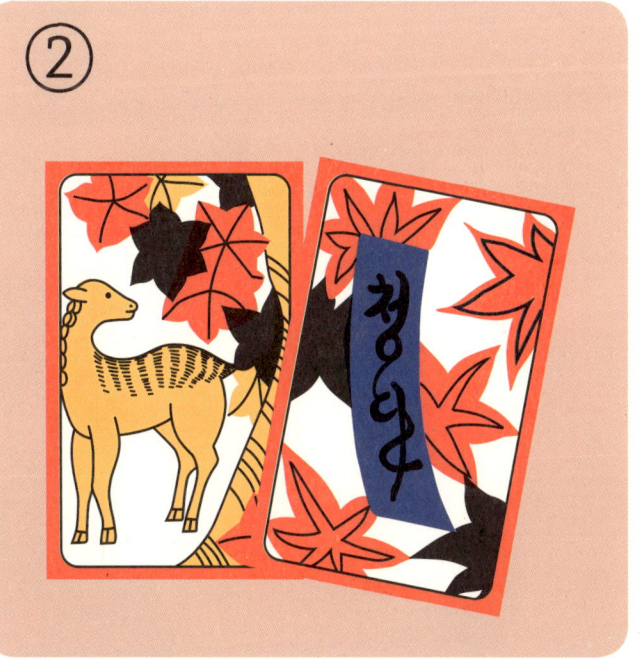

11月 오동

오동잎과 봉황새

梧桐 | 한국에서는 똥이라고 불리지만 닭의 모습과도 유사하게 보이는 동물은 봉황새이며 길조입니다. 봉황과 오동 모두 막부의 최고 권력자인 쇼군의 품격과 지위를 상징하는 것으로 봉황은 오동잎에만 머문다고 해서 같이 등장하게 되었습니다.
오동을 일본은 12월로, 한국은 11월로 배치하여 양국 간 차이가 있습니다.

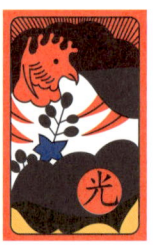 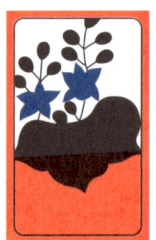   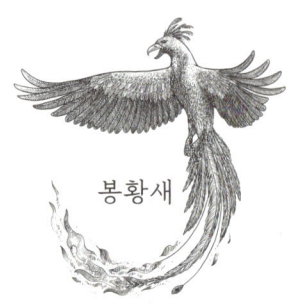

봉황새

20점짜리 봉황(똥광)과 0점짜리 3장의 피

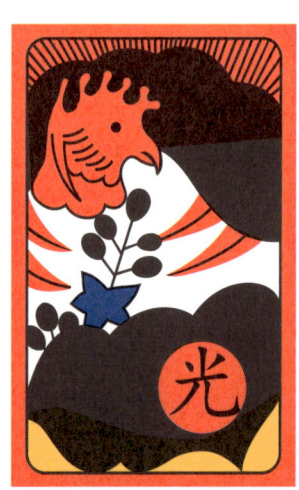
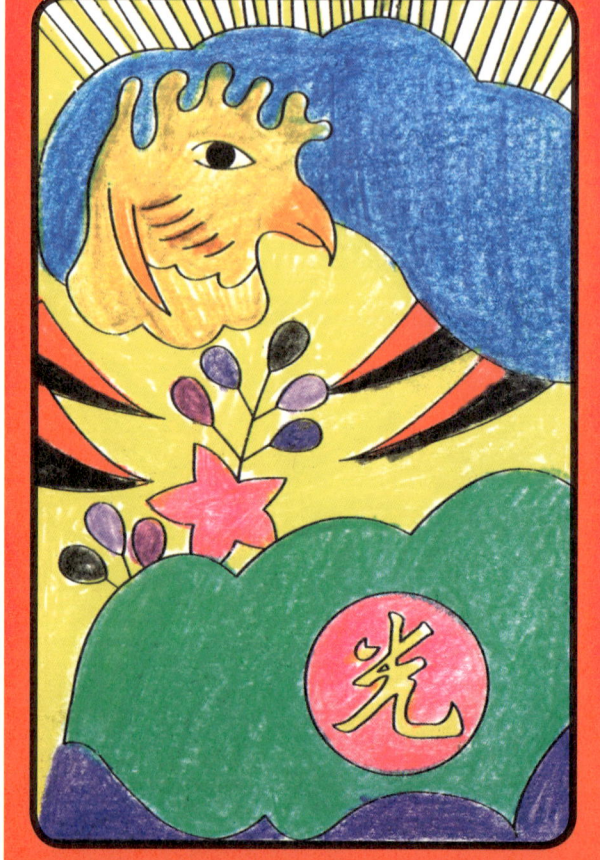

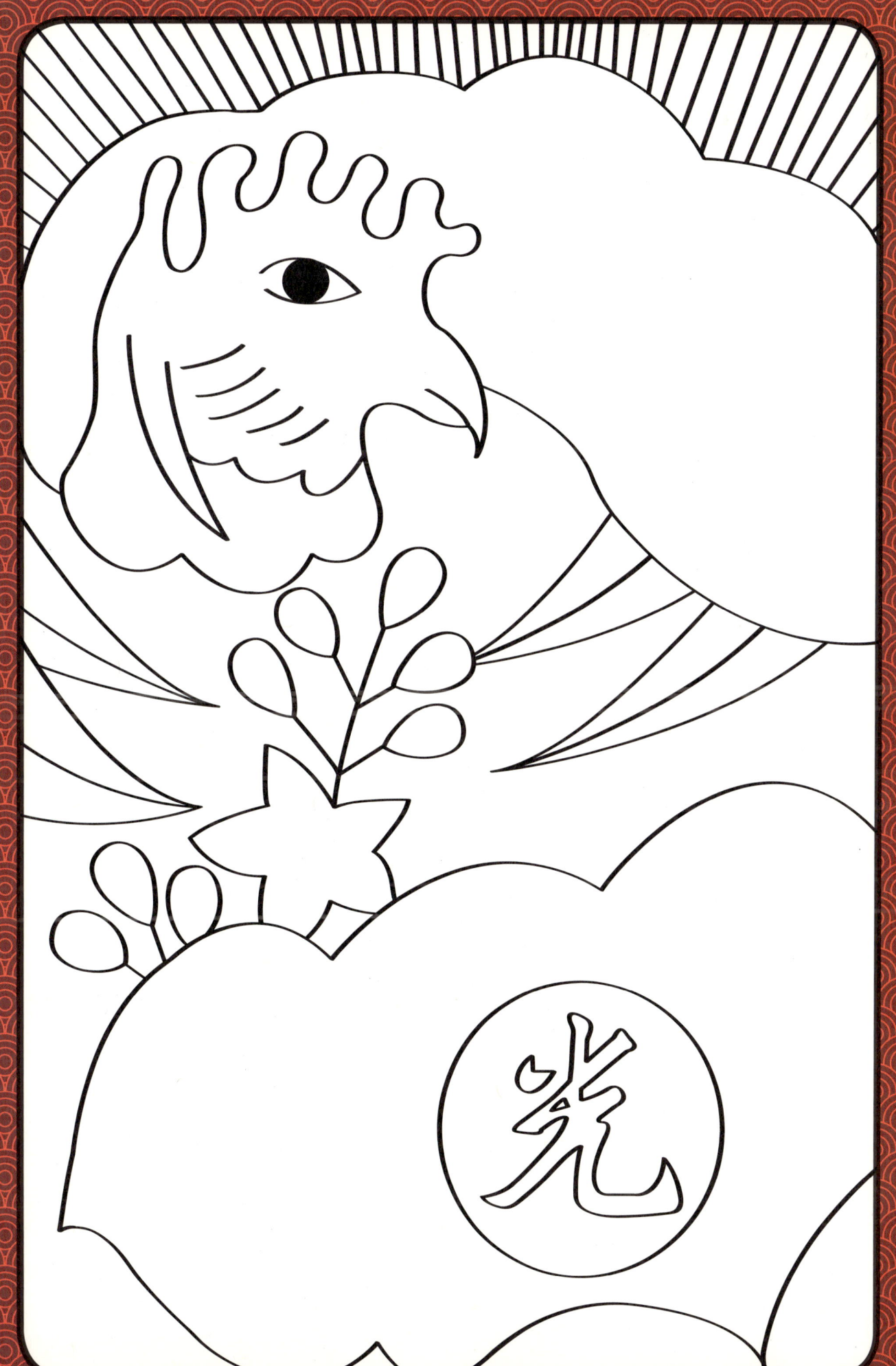

11월

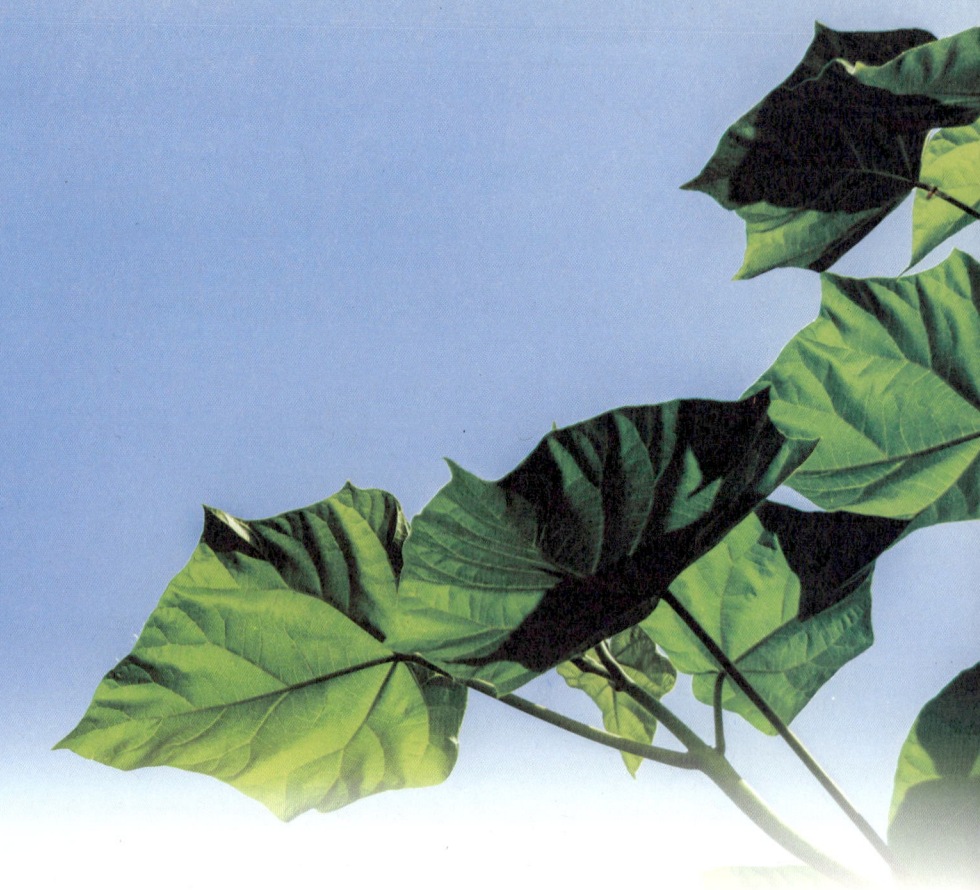

높고 푸른 하늘의 11월.
푸른 하늘을 보면 생각나는 사람이나 순간이 있나요?

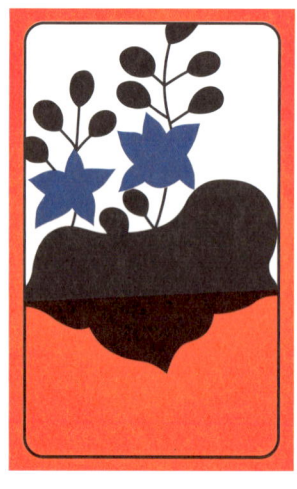

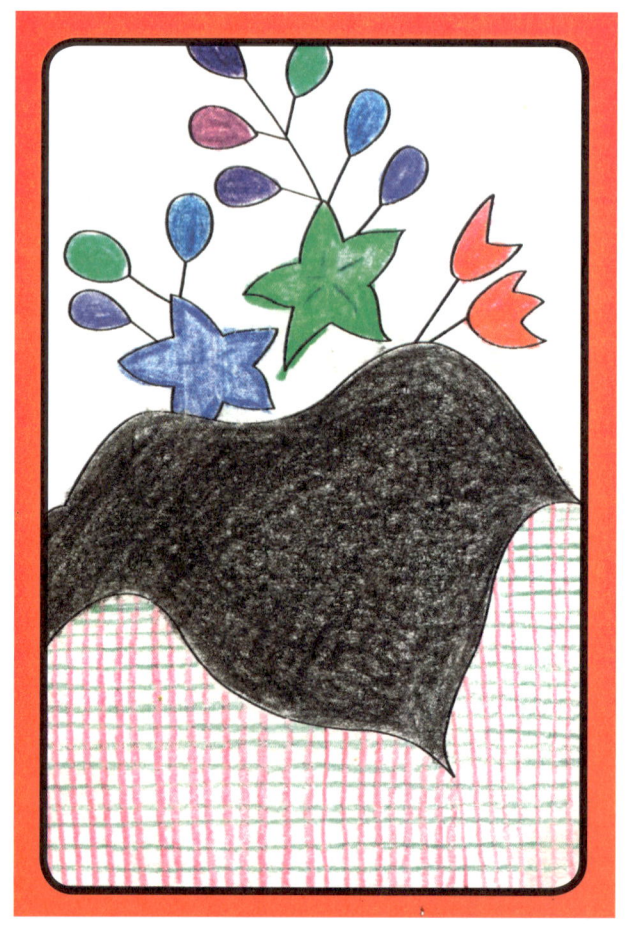

한자를 천천히 따라 써 보세요.

梧	桐
오동나무 **오**	오동나무 **동**

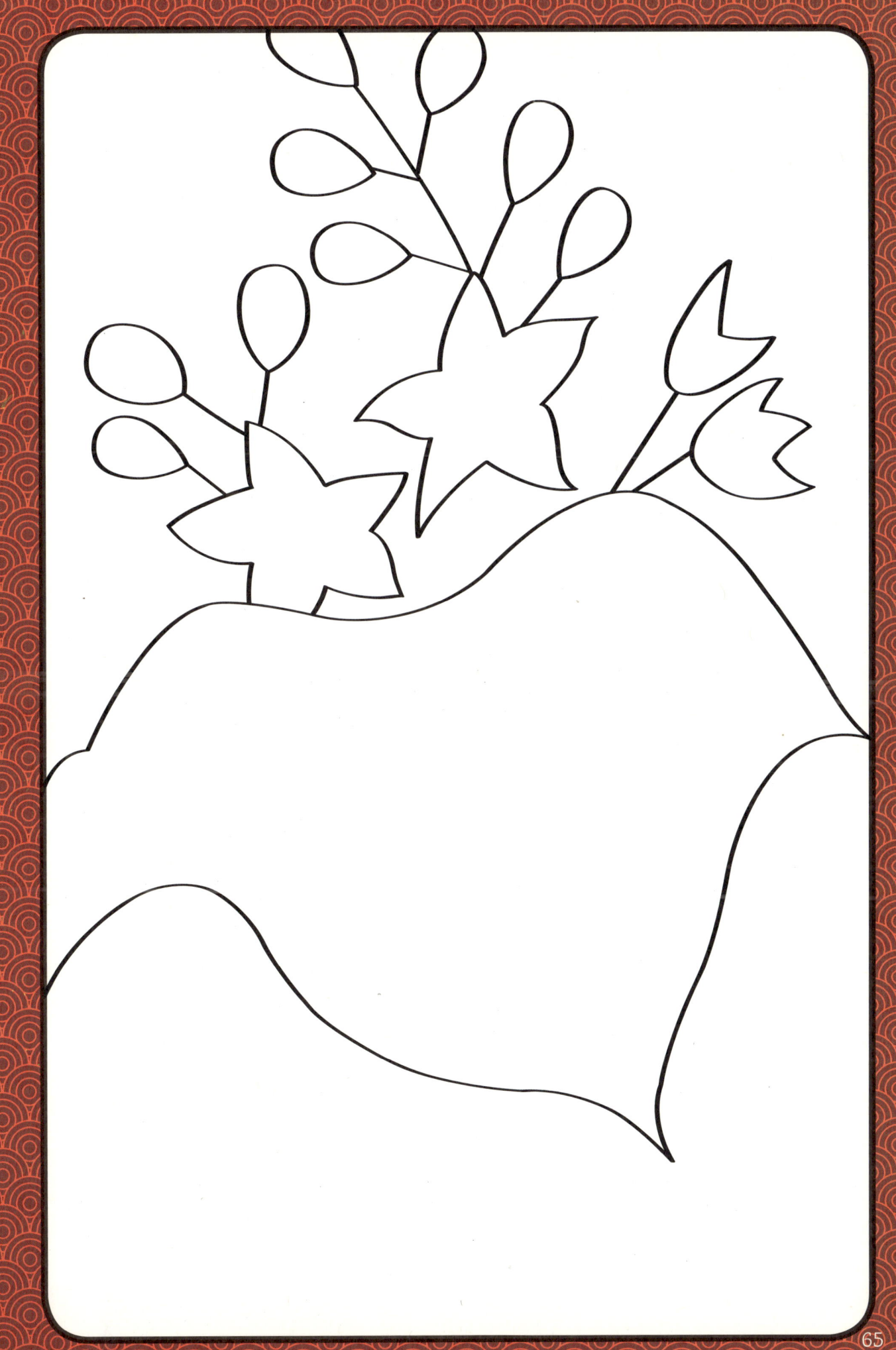

12月 비

선비, 수양버들, 개구리 그리고 제비

雨 | 그림 속에서 갓을 쓰고 우산을 든 선비는 일본의 3대 서예가 중 한 사람인 오노도후로 개구리가 버드나무에 수없이 기어오르는 노력을 보고 깨달아 큰 인물이 되었다는 설화를 담았습니다.
비를 일본은 11월로, 한국은 12월로 배치하여 양국 간 차이가 있습니다.

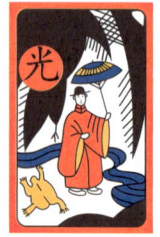 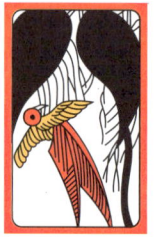 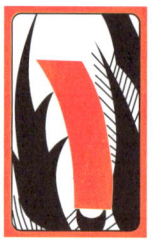 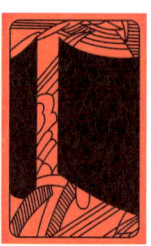 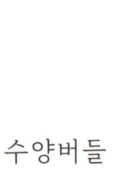 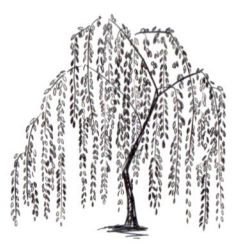

수양버들

20점짜리 선비(비광), 10점짜리 제비, 5점짜리 조단 1장 그리고 0점짜리 1장의 피

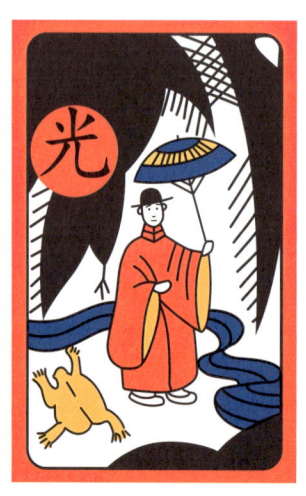 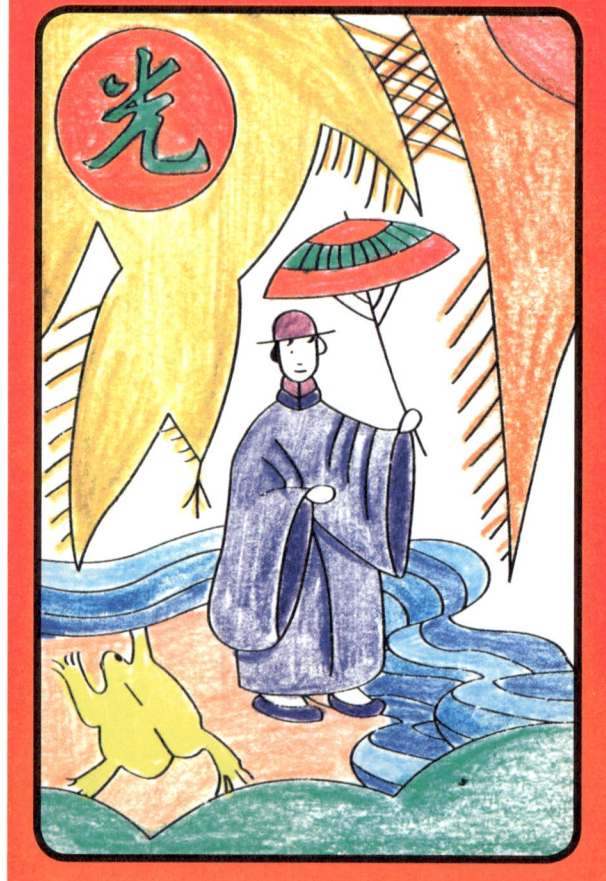

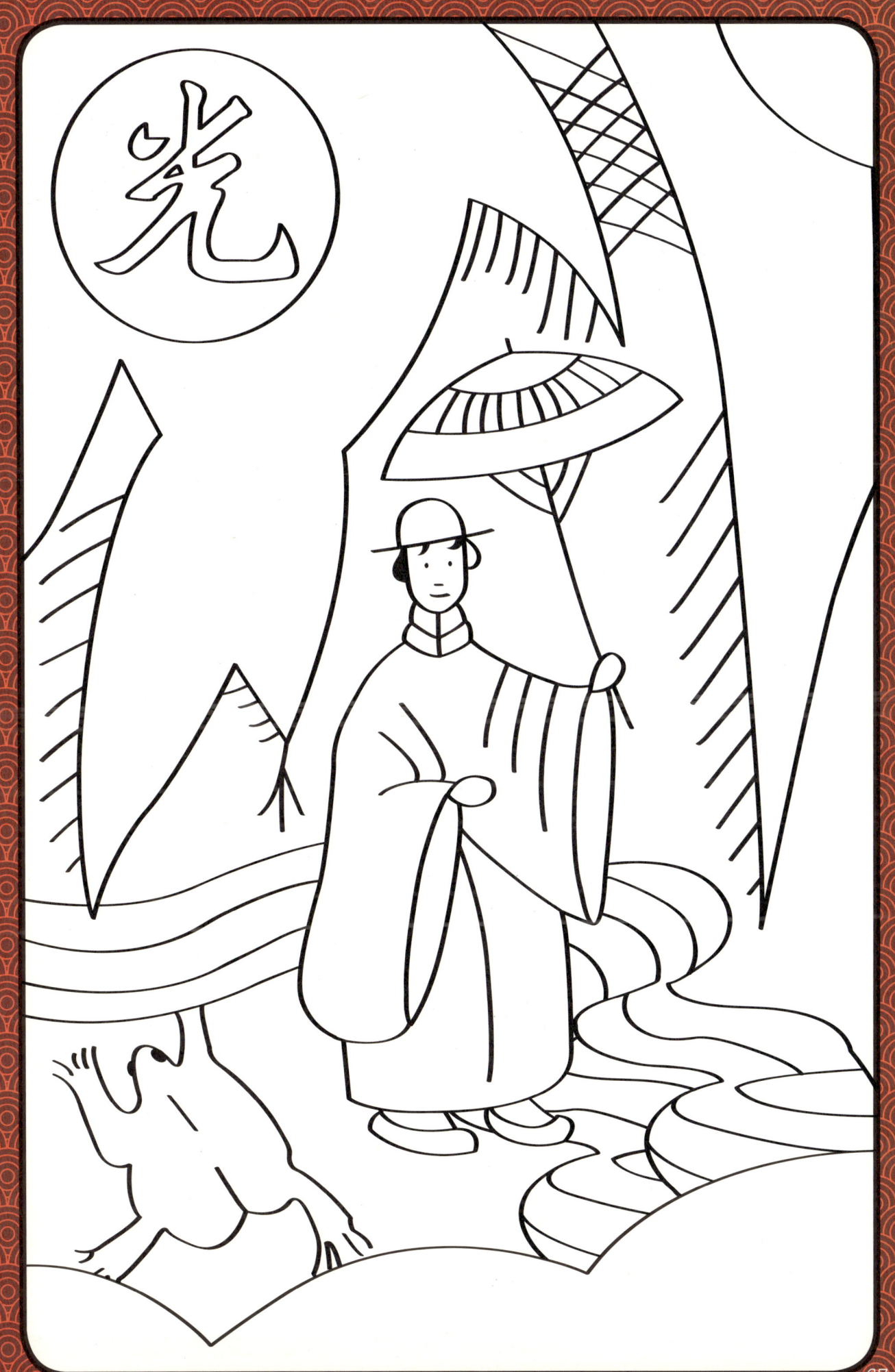

12월

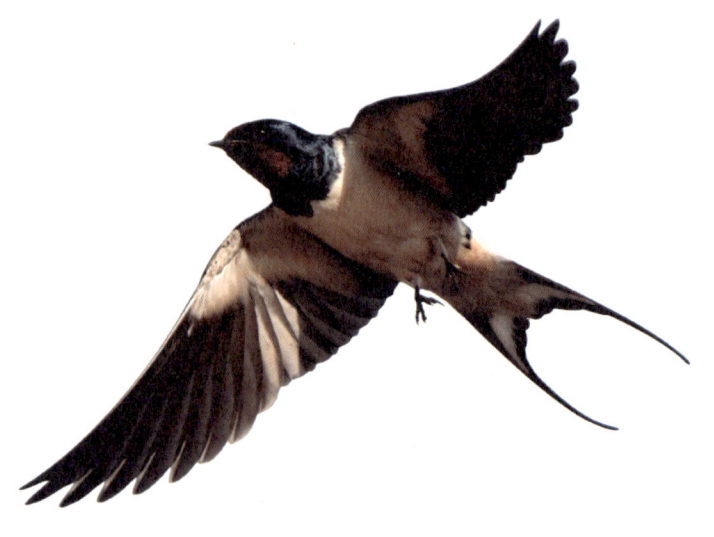

하얀 눈이 기다려지는 12월.
눈과 관련된 추억을 들려주세요.

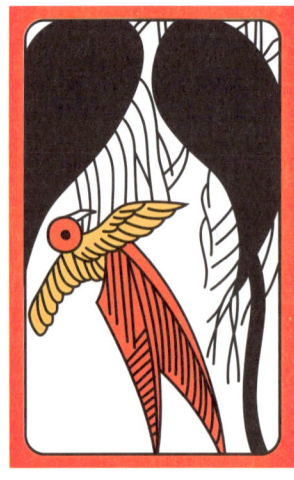

한자를 천천히 따라 써 보세요.

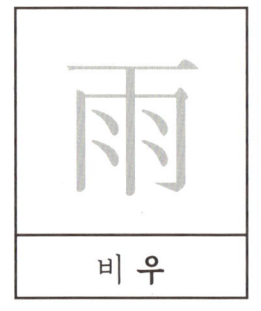

비 우

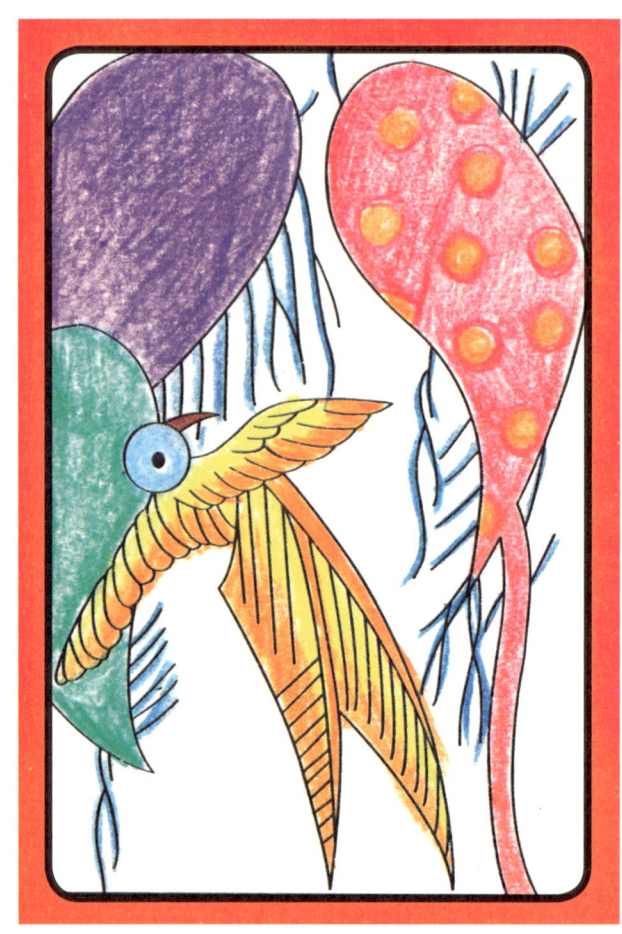

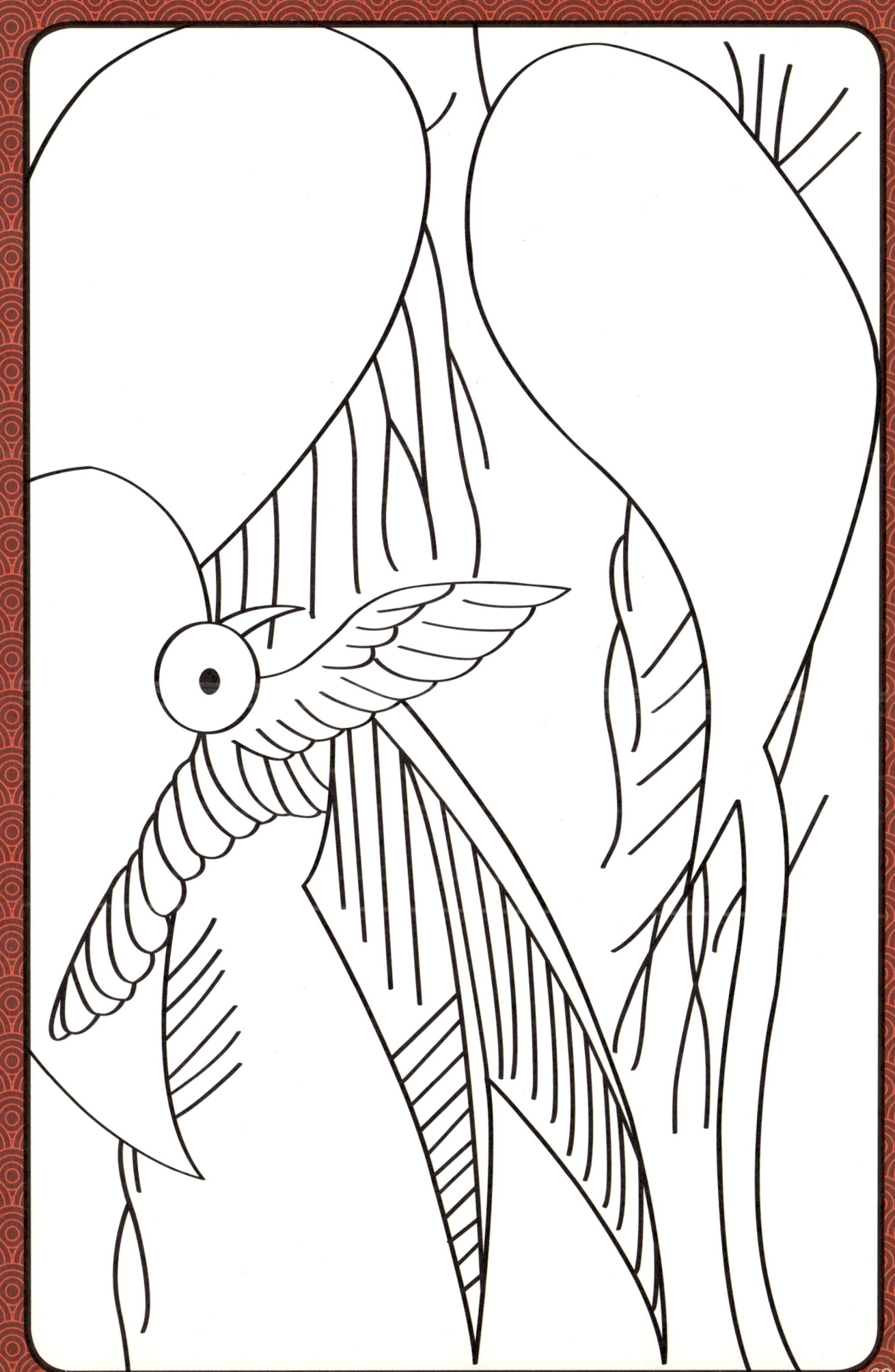

기억력

짝 맞추기

화투를 보고 짝이 되는 사진과 연결해 보세요.

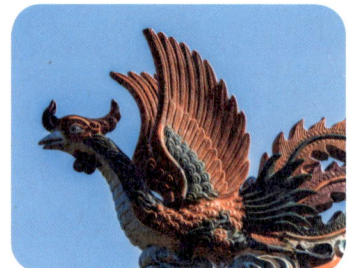
봉황새

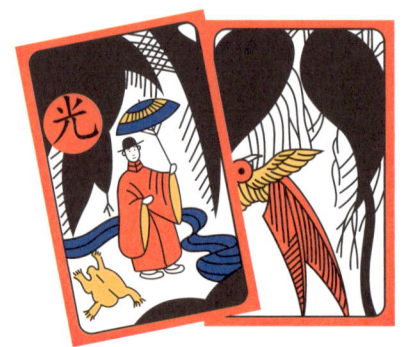
비

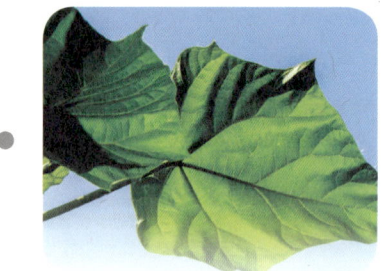
오동잎

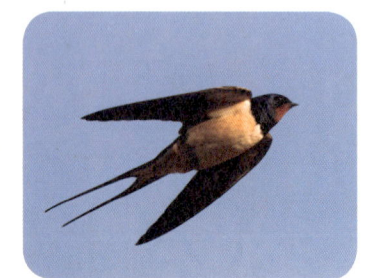
제비

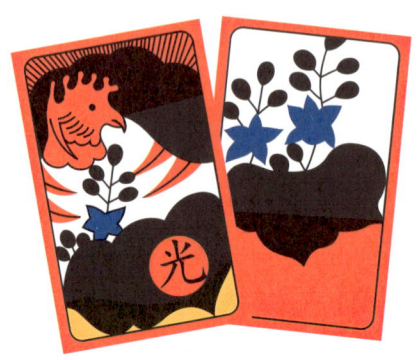
오동

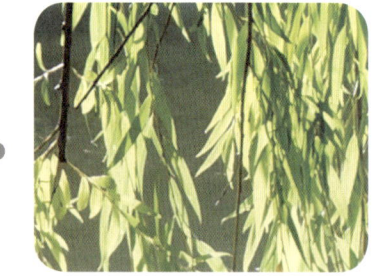
수양버들

주의집중력
다른 그림 찾기

①번 그림과 ②번 그림의 다른 5곳을 찾아보세요.

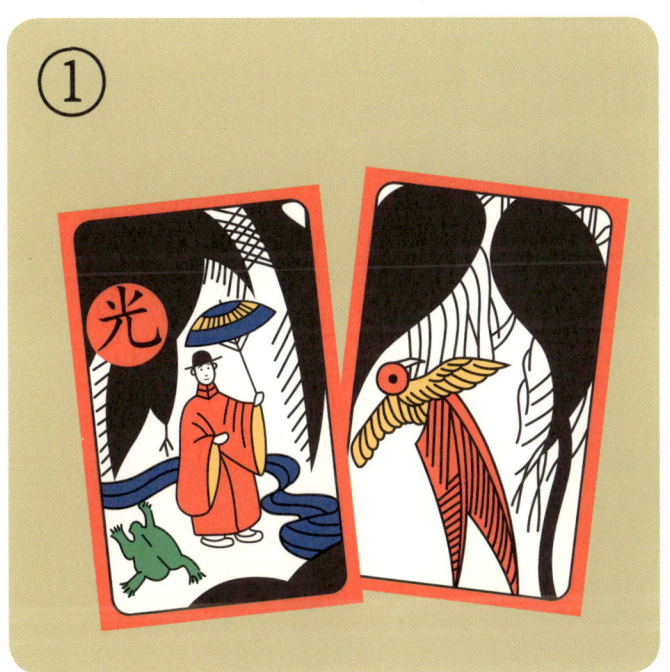
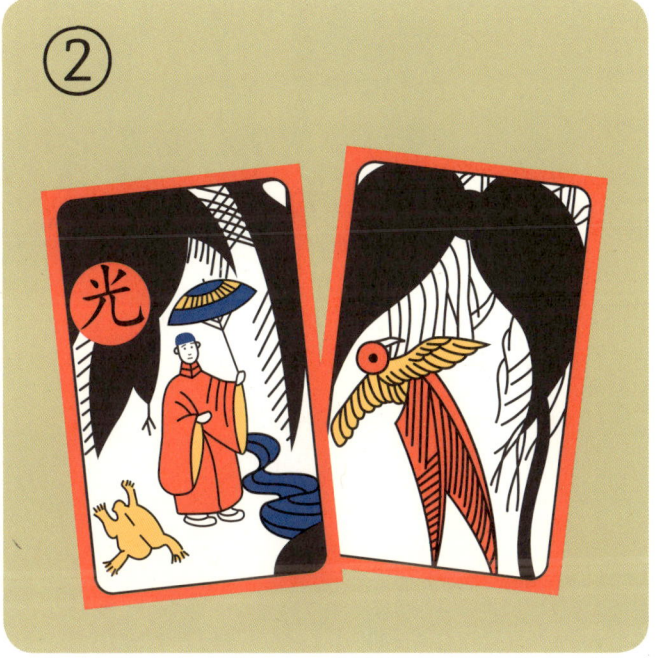
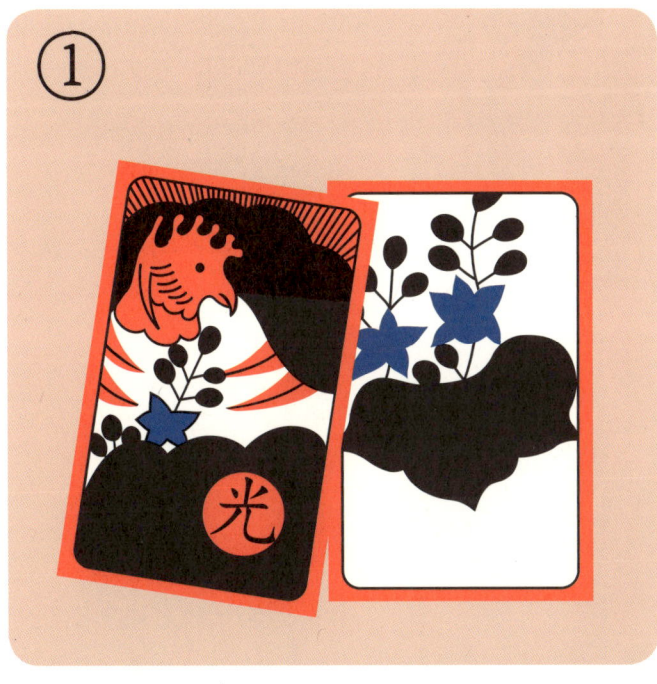
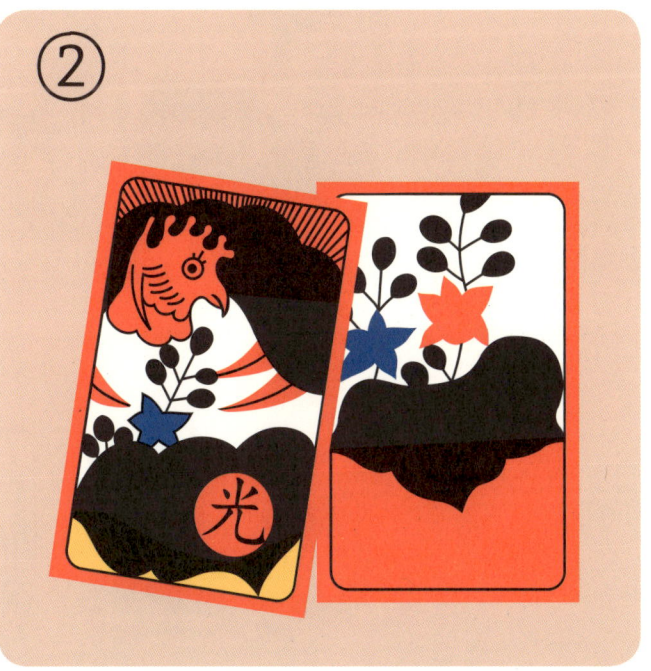

수리계산력
점수 계산

다음 패를 보고 점수를 계산해서 써 보세요.

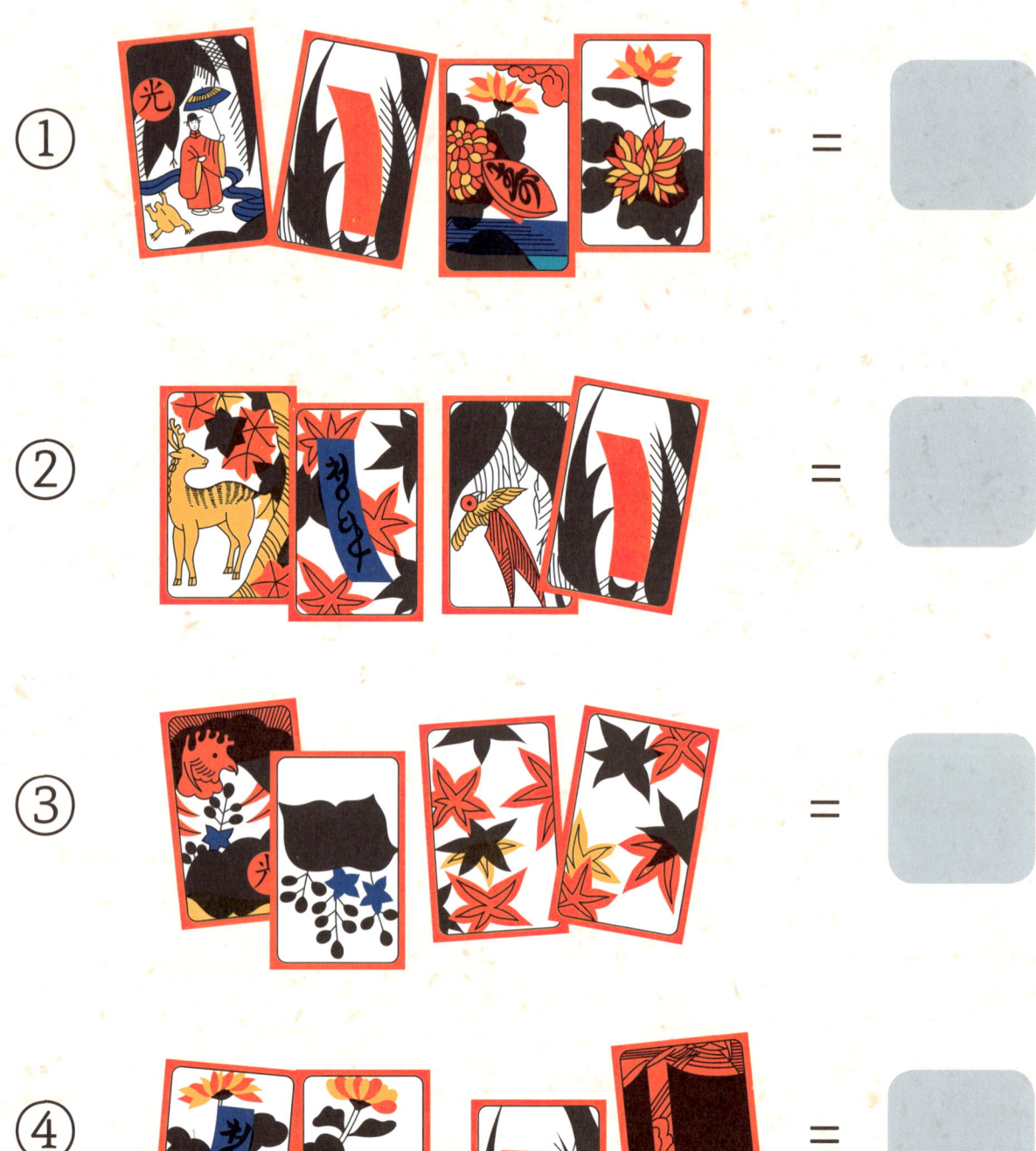

※ 점수는 민화투 점수를 기준으로 하였습니다.

언어력

끝말잇기

주어진 단어의 끝 말을 시작으로 알맞은 단어를 이어보세요.

① 오동잎   잎

② 봉황   황

③ 수양버들   들

④ 제비   비

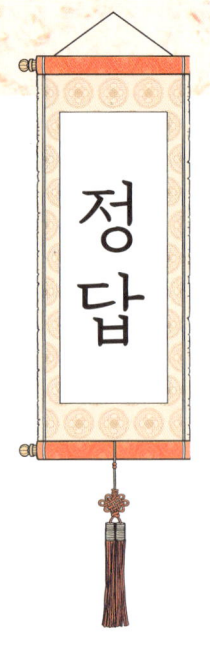

정답

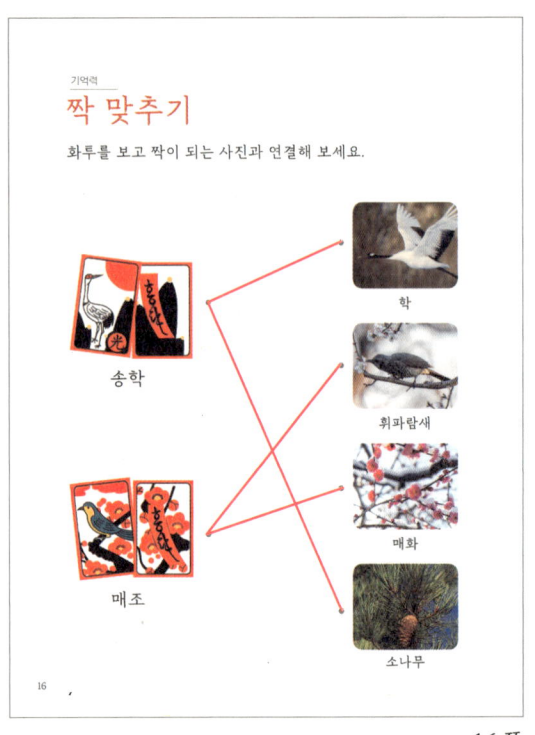

16쪽

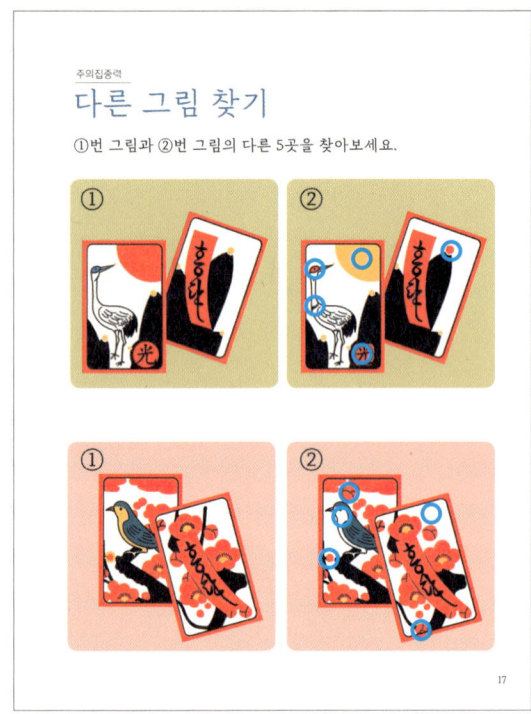

17쪽

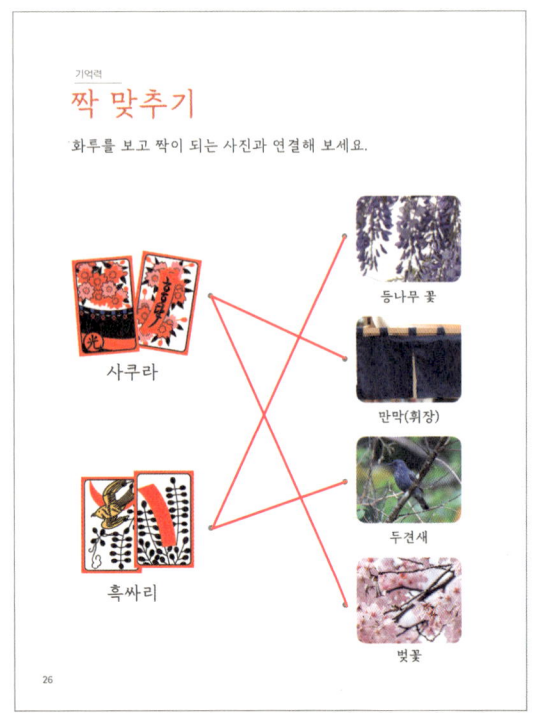

26쪽

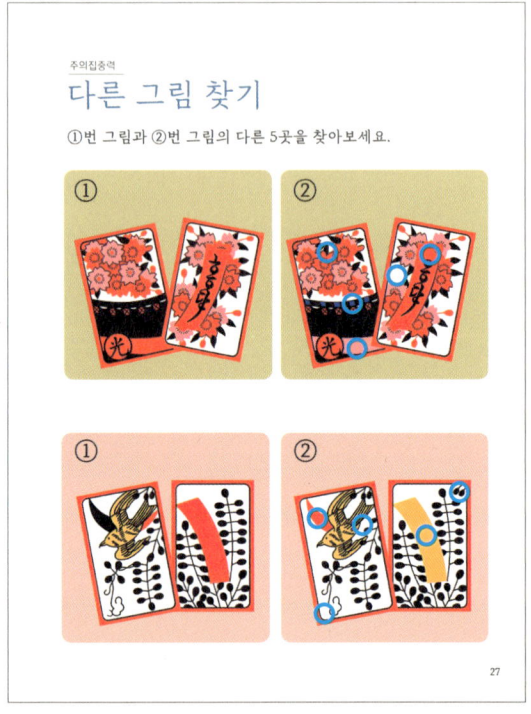

27쪽

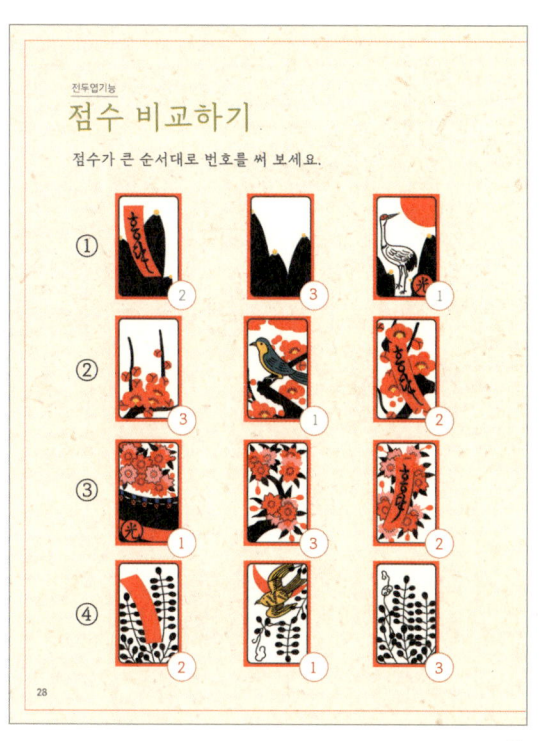

28쪽

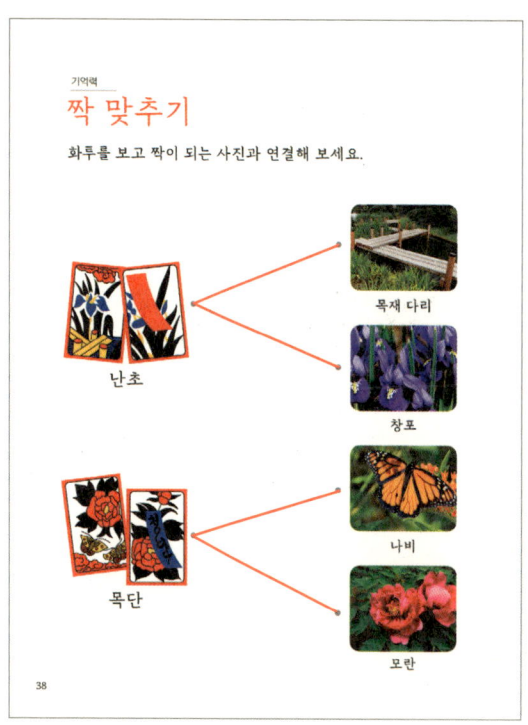

38쪽

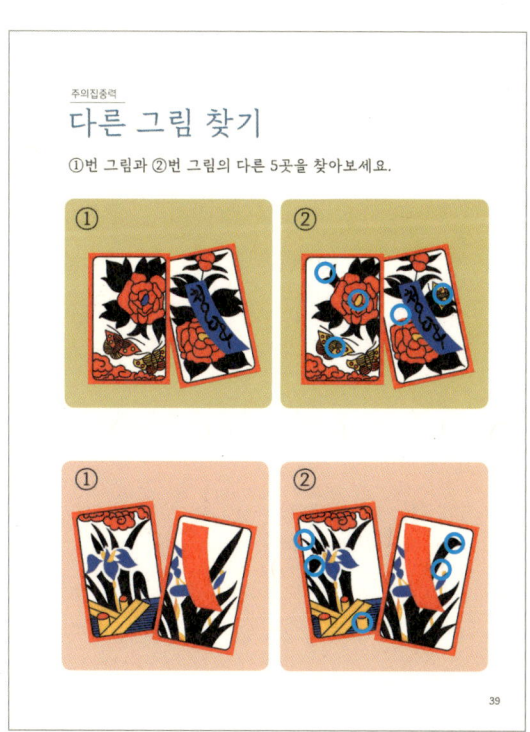

39쪽

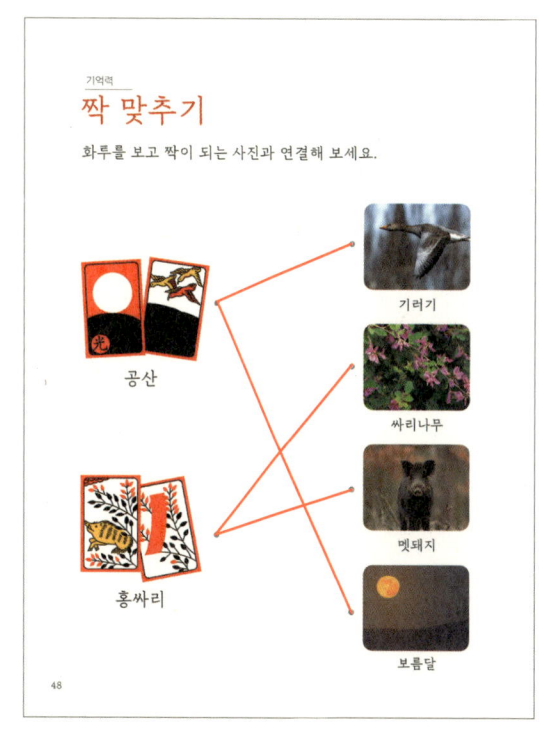

48쪽

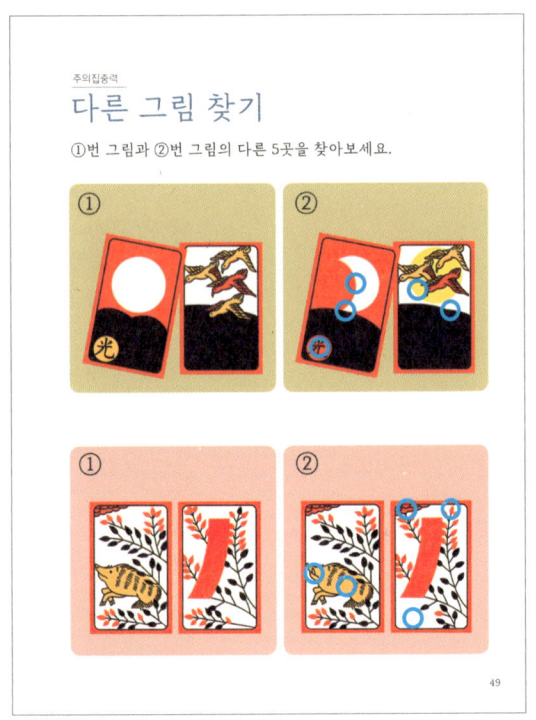

49쪽

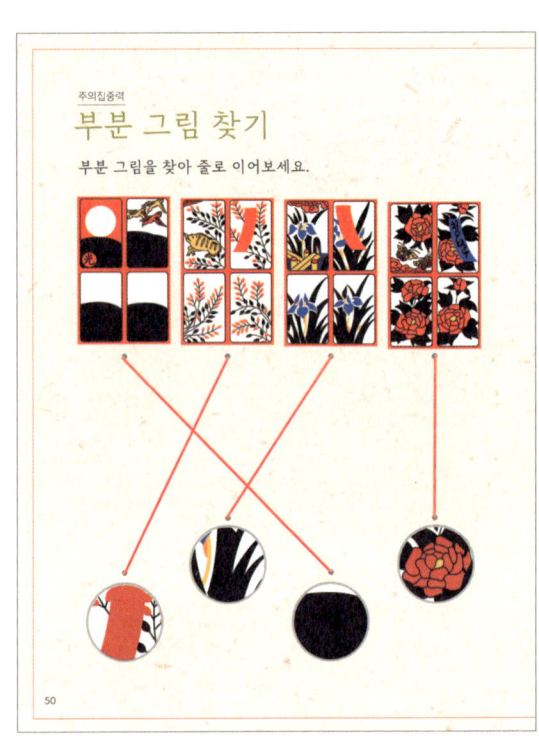

50쪽

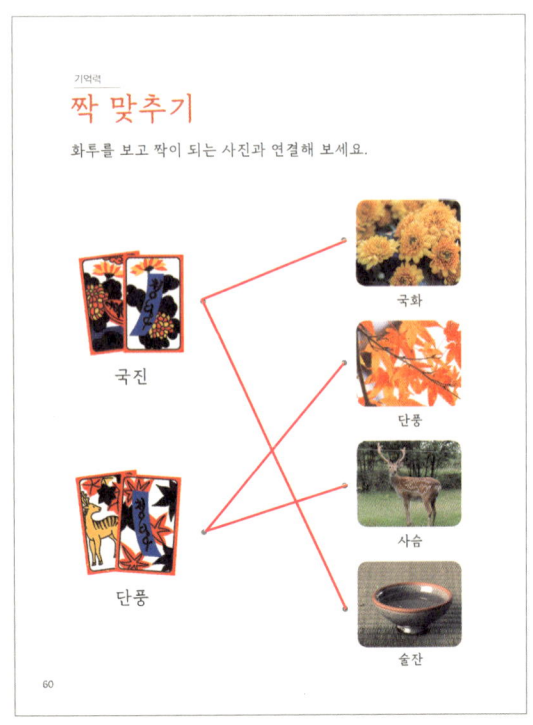

60쪽

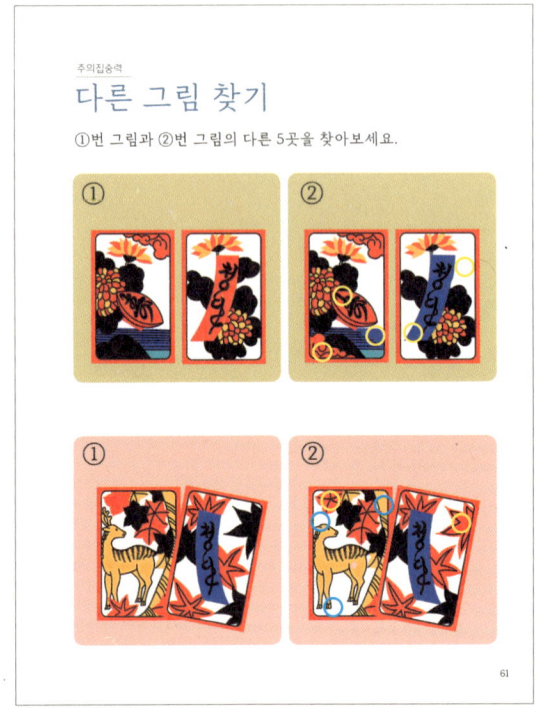

61쪽

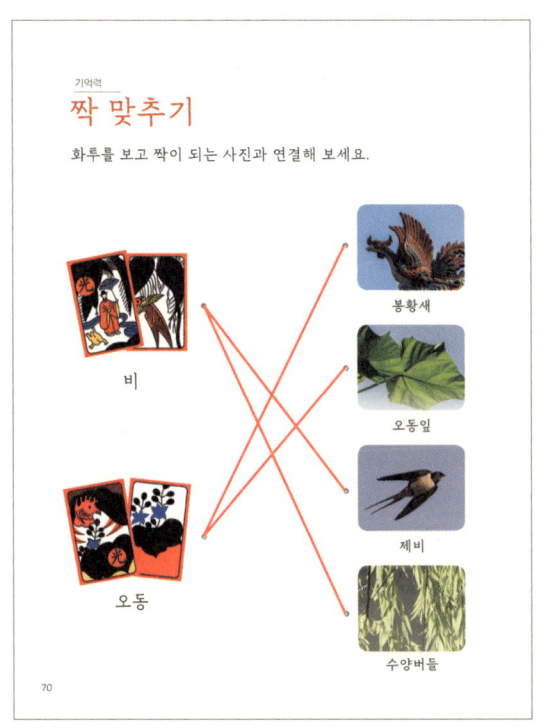

70쪽

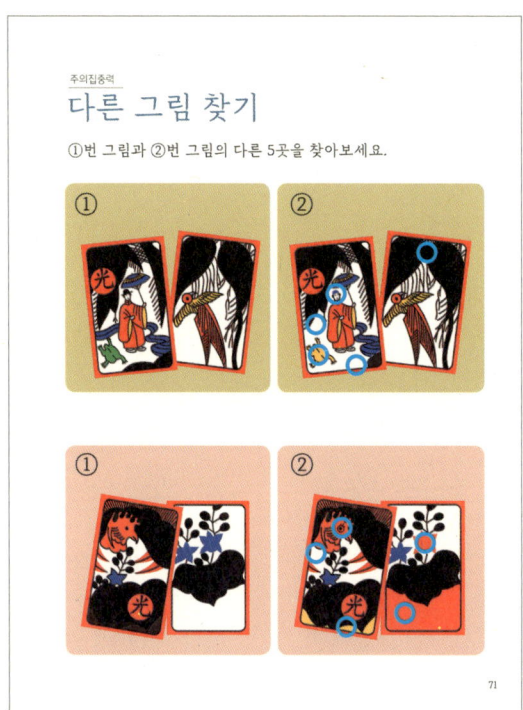

71쪽

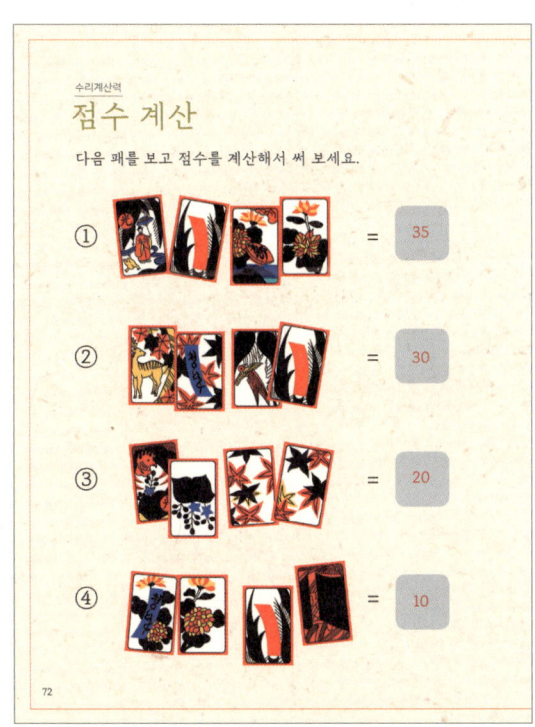

72쪽

참고

임성철 (2002) 일본 고전시가문학에 나타난 자연 일본문학연구총서.

이덕봉 (1996) 화투에 숨겨진 문화기호.

권현주 (2004) 화패의 전통문화 기호와 화투의 놀이문화기호.

위키백과, 나무위키

저자

길소연
국민대학교 법정대 졸
웨스트 민스터 대학원 박사과정(상담심리학)
현) 한국시니어정신건강연구소 소장
현) 성남위례종합사회복지관 상담실 실장
현) 경기도지역사회서비스지원단 자문위원
현) 분당중앙교회 전문 상담사
현) 한국목회상담학회소속 상담사
노인통합교육지도사 1급, 실버두뇌훈련지도사 1급, 미술심리치료사 1급

김희애
숙명여자대학교 문과대 졸
웨스트 민스터 대학원 석사(상담심리학)
한국시니어정신건강연구소 수석연구원
현) 성남위례종합사회복지관 전문 상담사
현) 버드내아동발달센터 전문 상담사
현) 한국목회상담학회소속 상담사
노인심리상담사 1급, 미술심리치료사 1급, 놀이심리상담사 2급

송혜경
이화여자대학교 사범대 졸
웨스트 민스터 대학원 박사과정(놀이치료학)
현) 한국시니어정신건강센터 센터장
현) 한국시니어정신건강연구소 수석연구원
현) 웨스트민스터상담코칭센터 전문 상담사
현) 성남위례종합사회복지관 전문 상담사
현) 한국정신분석심리상담학회소속 상담사
노인심리상담사 1급, 놀이심리상담사 1급, 미술심리치료사 1급

이혜영
이화여자대학교 미술대 졸업
웨스트민스터대학원대학교 미술치료교육학석사, 상담심리학 석사
웨스트민스터대학원대학교 상담심리학 박사수료
한국시니어정신건강연구소 수석연구원
현) 한국놀이치료협회 미술치료 수련감독
현) 성남위례종합사회복지관 상담실 팀장
현) 대찬병원 전문상담사
현) 한국예술심리치료학회 상담사
놀이심리상담사 1급, 노인심리상담사 1급, 미술심리상담사 1급

화투놀이 색칠하기

초판 1쇄 인쇄	2022년 4월 13일
초판 4쇄 발행	2024년 1월 20일

지은이	한국시니어정신건강연구소_길소연, 김희애, 송혜경, 이혜영
발행처	도서출판 넥스웍
발행인	최근봉
표지디자인	디자인길
편집디자인	디자인길
주소	경기도 고양시 일산동구 장백로 20, 102동 905
전화	031)972-9207
팩스	031)972-9208
이메일	cntpchoi@naver.com
등록번호	제2014-000069호

이 도서의 저작권은 도서출판 넥스웍에 있으며
일부 혹은 전체내용을 무단 복사 전재하는 것은 저작권법에 저촉됩니다.
이미지: shutterstock

ISBN: 979-11-88389-32-2

* 값은 표지 뒷면에 표기되어 있습니다
* 잘못된 책은 구입하신 서점에서 바꾸어 드립니다.

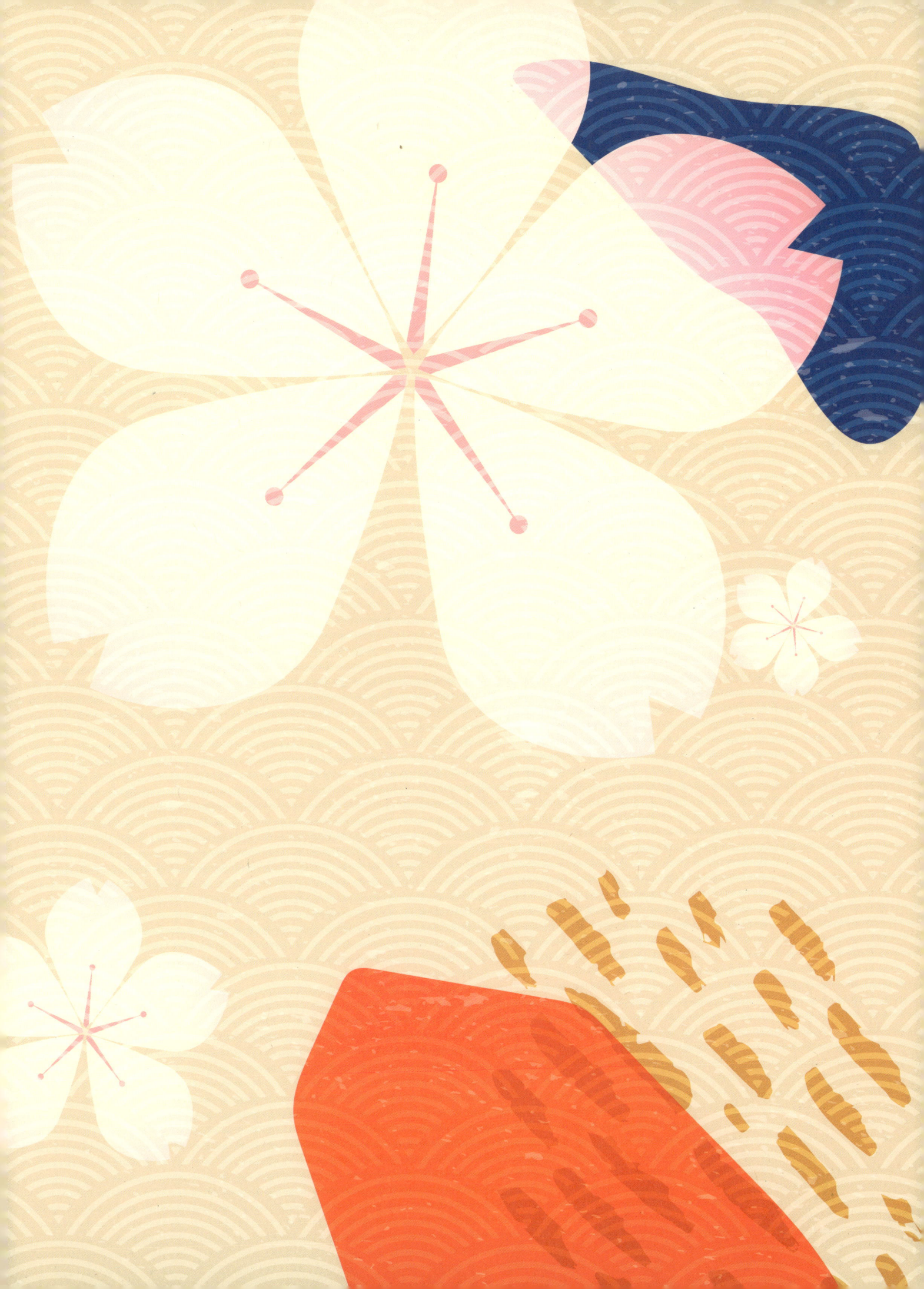

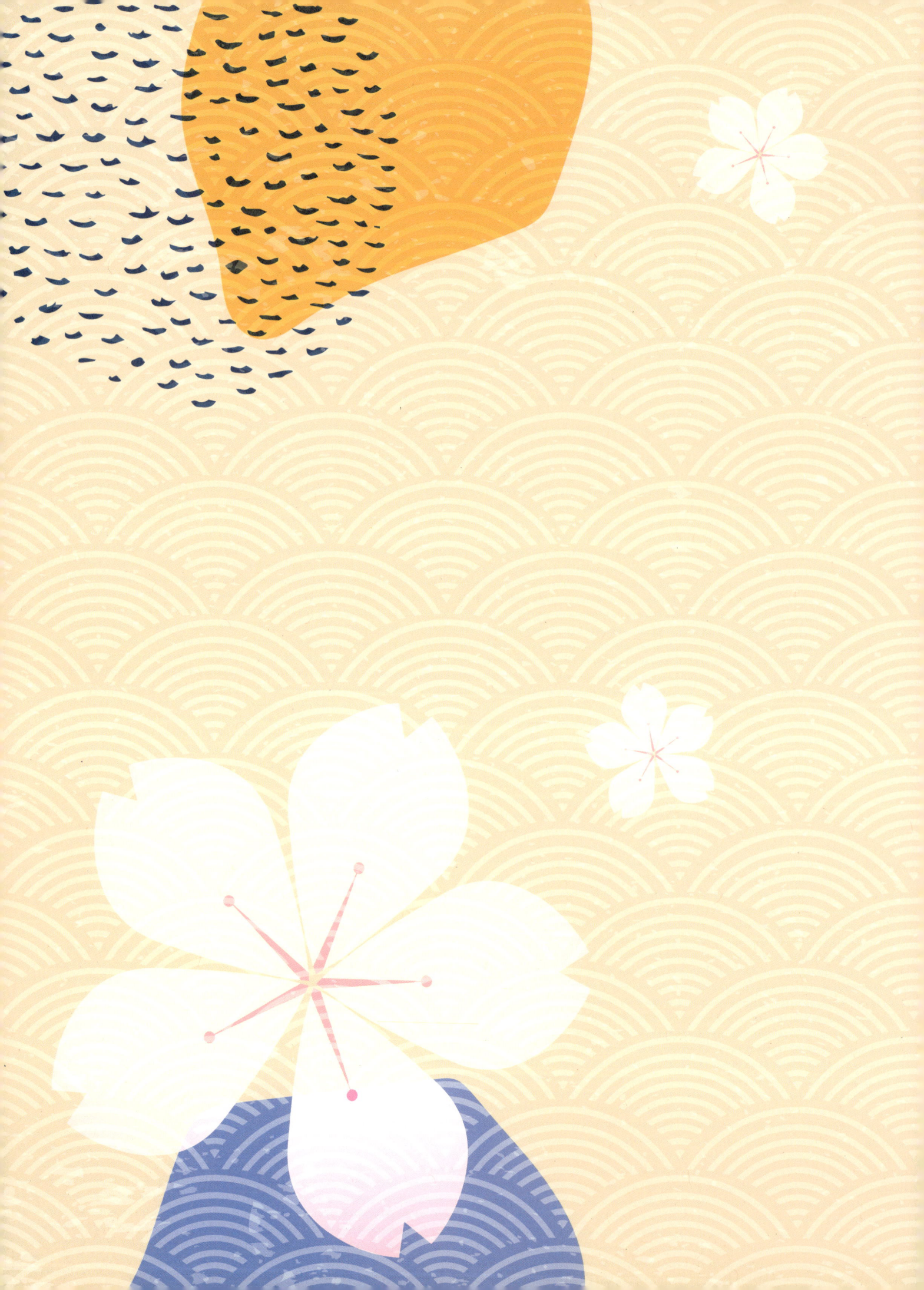